U0140083

舒伯特療癒計畫

從病房傳出的拂煦琴音，一位大提琴家伴人走出陰暗、撫慰身心的音樂之旅

Le Pansement Schubert

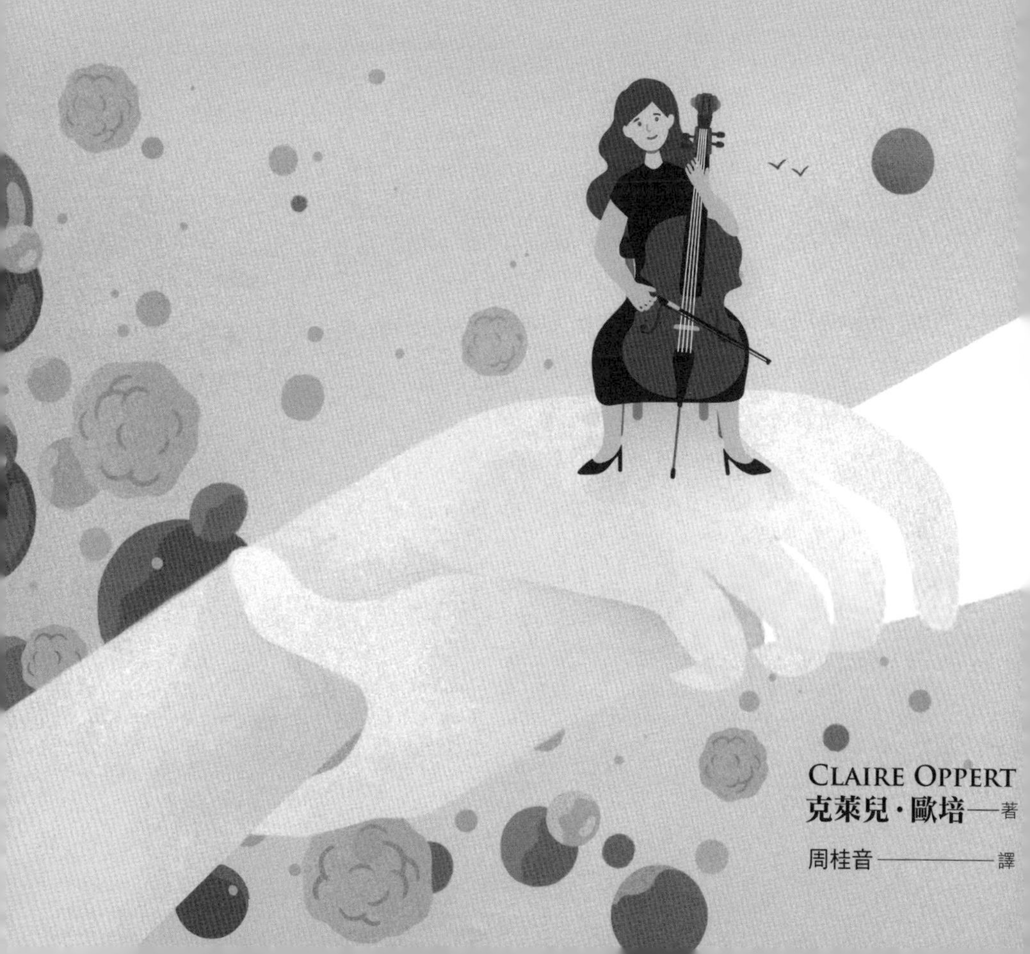

CLAIRE OPPERT
克萊兒·歐培——著
周桂音——譯

獻給　我美好的父母

目次

序曲

舒伯特〈降E大調第二號鋼琴三重奏〉，行板樂章。呈示部。[1]

二〇一二年四月，巴黎。柯利安花園安養院，阿萊西亞院區（Korian Jardins d'Alésia）。

這間機構，專供無法自理生活的年長者住宿。窗前有棵高大的橡樹，樹蔭在春日燦亮的陽光中微微震顫。

失智症患者住宿樓層的公共空間，大門敞開著，這地方被命名為「太空」[2]。

這名字取得很妙。翻開字典，瞧瞧這個字的定義：包含整片宇宙的廣袤；

1 一七五〇年開始發展的奏鳴曲古典形式，主要包含三個部分：呈示部、發展部與再現部，三者構成同一樂章。凱詩勒女士的三段故事，與奏鳴曲的結構相互呼應。

2 譯註：原文Espace可指「空間」、「場所」或「太空」等等，此處依作者觀點翻譯。

星際的、宇宙的、銀河之間的空曠地帶。

我走進「太空」，關掉電視。每個星期一，關電視都像一場儀式。

這台電視整天開著，卻無人觀看。關掉的那一刻，它會發出機器愕然停擺時那種獨一無二的聲音，每次都在一片寂靜當中，留下幾抹灰色的暗影。

二十一位失智者居住的樓層，設有特殊的安全保護措施。這層樓的名稱就叫做**安全生活區**。電梯設有密碼。每次來到電梯前面時，我總會忘記密碼。真奇怪。

「太空」一角，有位女性正在尖叫掙扎。兩名護士在她身邊手忙腳亂，她們緊緊抓住她，努力讓她別摔下椅子，同時一面閃躲她的攻擊。

凱詩勒女士[3]的右手臂，非得重新包紮不可。傷口已經化膿了。

護士的身子擋住她的臉，只能隱約看見她緊皺的眉頭、僵硬的姿勢。她停止尖叫，試圖用牙齒咬護士。

我不知道自己哪來的衝動，但我在她面前站定，一言不發，坐下來，用大

3 為了尊重本書提及的病患與安養院的住客，所有名字皆為化名。

提琴為她演奏舒伯特〈降E大調第二號鋼琴三重奏〉的行板樂章。

不到三秒鐘，或許兩拍的時間，她的手臂不再緊繃，頓時放鬆下來。尖叫聲停了，室內恢復安靜。我終於能夠觀察她的臉、她驚訝的眼神、她嘴角浮現的一抹笑意。

那天，我沒有演奏太久，因為傷口很快就包紮完畢。那不只是驚喜，而是一道奇蹟。我看見護士們跟著微笑，其中一位笑得開懷，她對我說：「您一定要回來繼續舒伯特療癒[4]。」

她的講法很美，非常貼切。這名稱便由此誕生，並繼續沿用下去。

離開時，我知道剛才發生了重要的事。這是我首度見證患者的疼痛能夠即刻緩解。一年過後，最初只是在失智住客交誼廳即興嘗試的「舒伯特療癒計畫」，已在巴黎的聖裴琳醫院（l'hôpital Sainte-Périne）安寧照護部門服務了一百多位臨終病患。當我檢視這一年的經驗，主任醫生的講法既簡短又有說服力：「十分鐘的舒伯特，等於五毫克的奧諾美（OxyNorm）[5]。」

---

4 譯註：原文le pansement Schubert直譯為「舒伯特包紮」，亦可理解為敷藥、裹傷。

5 癌症病患劇烈疼痛時的指定用藥，屬於嗎啡鎮痛劑。

不只舒伯特，還有巴哈、莫札特、貝多芬、布拉姆斯、拉赫曼尼諾夫、蕭士塔高維契；除了普契尼與威爾第的古典樂之外，還有琵雅芙、克羅克羅、薩爾杜、阿達莫、強尼的歌曲[6]，以及圓舞曲、探戈、猶太歌謠、阿拉伯歌謠、非洲歌謠、布列塔尼民謠、愛爾蘭民謠、佛朗明哥、電影主題樂、福音歌曲、爵士樂、搖滾樂、流行樂、重金屬！

那一週，我又回來兩次，在凱詩勒女士更換敷藥時陪伴她。每次都有相同效果。沒有其他方式能減輕她的疼痛。她坐在扶手椅中，挺直身子，伸出手臂接受包紮，而當我反覆不斷地為她演奏舒伯特〈降E大調第二號鋼琴三重奏〉的行板樂章時，她臉上的光芒是如此耀眼，像閃耀的浪潮照亮整個空間、照亮我和護士們。窗外鬱鬱蔥蔥的高大橡樹，也同樣吸收了大量的光。至少，當我離開養老院、向它道別時，我是這樣感受的。

---

6 譯註：法國歌手愛迪特・琵雅芙（Edith Piaf，1915-1963）、法國歌手克勞德・弗朗索瓦（Claude François，小名Cloclo，1939-1978）、法國歌手米歇爾・薩爾杜（Michel Sardou，1947-）、義大利裔比利時歌手薩爾瓦多・阿達莫（Salvatore Adamo，1943-）、法國歌手強尼・哈勒戴（Johnny Hallyday，1943-2017）。

幸福的故事

我現在盡可能如實敘述的，是超過二十年的親身經歷。我想講述這條神祕的音樂之路，音樂在此深深打動了許多人的心：所謂的重度自閉症患者、養老院的住客、失智症患者、疼痛不堪的臨終病患。

我的故事不仰賴邏輯，試著記錄我們每個人心中真正的「核心」，它是最後僅存的部位，始終保持完整，有時音樂能夠與它共鳴，使它復甦。

這是一個幸福的故事。

身為音樂家，我投身醫療與「照護」的動機，並非基於道德良心，而是某種自然而然的、下意識的直覺，甚至可以說是一種原始的衝動。

音樂化作大提琴圓潤的形狀，成為我的生命，成為阻擋所有荒誕之事、阻擋疾病與死亡的堡壘，藉此觸及那屹立不搖的、「底下的事物」。觸及**地底**。病榻前的音樂。信任感，一陣清爽的風。

感受這生命的脆弱恩典。

感恩之情彷若小溪，流淌、漫溢。

保羅

巴哈〈第一號無伴奏大提琴組曲〉，前奏曲。G大調。輕柔喜悅。[7]

一九九七年三月，聖德尼鎮，亞當・謝爾頓中心（centre Adam Shelton），為年輕自閉症患者設立的醫療教育機構。

霍華站在走廊上，鼻子緊貼窗戶，隔著窗玻璃看我在房內演奏大提琴，一如每個星期五。我在保羅面前演奏，為了保羅而演奏。

保羅十五歲。他有自閉症。這孩子美得驚人，他的雙眸是無邊無際的藍。保羅從沒說過話。他面對著牆，盤腿而坐，以斷斷續續的節奏來回擺動身子，他的背很僵硬，雙眼直直盯著某個遙遠的點。有時他會將頭往後仰，大笑出

7 參考書目：M. A. Charpentier, *Règles de composition*, 1690. 這本論文集列舉了各種不同音樂的大調、小調或「能量模式」（根據作者的用語）之表現特質。

聲，接著驟然停止。他的臉很憔悴，神情驚惶。他在我面前吐痰、在地上小便，然後笑得比剛才更大聲。我和他的目光沒有交集，一次都沒有。有時他看向我這邊，但我彷彿是透明的，他看不見我。感覺很怪異。

他一面搖晃，一面發出一種持續不斷的聲音，像摩托車引擎一樣，夾雜幾個嘶啞的音節。那聲音很難形容，既像笑聲、又像哭聲。

待在房間一角的我開始歌唱，並模仿他搖晃、呻吟。在那當下，這是我唯一想到能做的事。我的大提琴尚未發聲，但它緊貼我的胸膛，我能感受它的古老木質與我成為一體。保羅湊了過來。他坐在地上挪動雙臂，移動速度很快。他來到我身邊，突然朝空中吐口水，方向瞄得很準。他用雙手盛住口水，非常仔細地將口水塗在他整張臉上。他用溼答答的指尖輕撫我的大提琴一秒鐘，然後嗅聞它的琴頸。他要我也跟著嗅聞。現在他離我只有幾公分，他搖晃得比剛才更劇烈，一面發出焦躁不耐的呻吟聲，一面緊緊抓住我的頭髮，彷彿那不是我。彷彿我不存在。最後他終於放開我，我沒有掙扎，我什麼都沒說。他雙手抱頭，然後用力揍自己的臉，左右輪流揍，彷彿那不是他。彷彿他不存在。他哭了。

我開始演奏巴哈〈第一號無伴奏大提琴組曲〉的前奏曲。大提琴一發出聲響，保羅立刻停下動作，不再哭泣。他猛然站起身來，彷彿身子底下有彈簧似的。他奔向房間某個角落，拿起一條長長的塑膠管放在眼前，用它指著我的方向。他好像終於看到我了——這是我的第一印象。但他看著的，會不會其實是那朝他流瀉的音樂、在他心中流瀉的音樂？我無法回答。我甚至不知道，這樣的問題是否存在。[8]

可以肯定的是，我並不害怕。我很喜歡和他相處。他也是如此。

窗玻璃另一側出現一道霧氣，像孩子們在窗前玩耍的霧氣。霍華的鼻子壓在玻璃上，壓歪了。他的雙眼盈滿淚水。

他看見了什麼我沒看見的東西嗎？他，霍華・布登（Howard Buten），這位臨床心理學家，他的病人是最極端的病人，是所有醫療機構都拒收的棘手病患。

---

8 Martineau et *al*. «Electrophysical Evidence of Different Abilities to Form Cross-Modal Associations in Children with Autistic Behaviour», *Electroencephalography and clinical neurophysiology*, 1992.

他們必定有許多事可以教導我們，即使當他們的所作所為使我們驚駭的時候也一樣。

霍華・布登

保羅笑了。他的微笑是光，像一道明亮的影子，微妙地照亮他額前的風暴、照亮他眼中那片藍色。他放下塑膠管，重新在我身旁坐下。他很平靜。他將右頰與雙手手掌貼在大提琴的琴身面板上。我想，他在歌唱。

隔著牆

在我們家的巴黎公寓中，還是小女孩的我，在即將入睡之際，隔著房間的牆呼喚母親：「媽媽……我好幸福！」我不斷這樣重複。

感覺無憂無慮，心中滿是光明。

喜樂隔著牆傳遞出去。喜樂在我房內流轉，也在隔壁房間流轉，隔壁是我最親愛的媽媽的房間。

這份感受從未改變。同樣的感動，至今我仍能感受。

閃閃發光，汲取自每日的泉源。

因事物的美好而心懷感激、懷抱信任，宛如生命的根基。

保羅：爆發

巴哈〈第五號無伴奏大提琴組曲〉，前奏曲。
C小調。陰鬱、悲傷。

驚人巨響。宛如一座大砲在壕溝戰中發出的砲聲。炸裂的是大提琴。琴身的面板被一記拳頭狠狠敲碎。這輩子，我從沒想過，就連在最可怕的夢魘中都沒想到過，大提琴會這樣在我胸口碎裂。難以言喻的感受，難以置信的暴力。我停止演奏，因剛才發生的事而目瞪口呆，投降信號在心中大響。

「保羅，保羅，你做了什麼？保羅……保羅……」

全身輕輕顫抖起來。心彷彿剝離了。我頓時覺得非常孤單。

大提琴炸裂了，但最初的震撼結束之後，我已接受原本無法想像的事。

「保羅，不要緊。我繼續演奏。」

我可以繼續演奏。琴身面板的左半部支離破碎，但琴弦和琴橋仍完好如初，甚至沒有走音。

我微微顫抖，改變曲目。愛德華．葛利格的〈蘇爾維琪之歌〉。[9]

接下來幾次會面，保羅總盤腿而坐，他的手在破裂琴身的巨大裂口當中遊走，他不斷來回輕撫那破洞，動作既潛藏危險、又隱含一種肉慾的慾望。

偶爾，他會偷瞄我。他從不直視我。

發生這件事之後，霍華禁止我閱讀任何關於自閉症的文章。他要我發誓自己絕對不會去找任何相關資料。「妳給我發誓，現在就發誓。」我發了誓，心跳得飛快。

「妳的大提琴，效果超好。」

接觸霍華以及他的自閉症大家族的六年期間，我絲毫沒有翻閱半本自閉症相關書籍，也沒讀任何相關文章。

---

9 譯註：〈蘇爾維琪之歌〉（*Chanson de Solveig*），挪威作曲家愛德華．葛利格（Edvard Grieg，1843-1907）於一八六七年為易卜生戲劇《培爾．金特》（*Peer Gynt*）譜寫的歌曲。

夏日的某一天，首度見到保羅的整整四個月後，我冒了個險，再度為他演奏巴哈〈第五號無伴奏大提琴組曲〉的前奏曲。自從上次宛如大砲的爆發之後，我沒再演奏過這首曲子，因為本能的直覺，也因為害怕，為我害怕也為他害怕。接下來發生的事，直到現在都震撼我心。

演奏三個節拍之後，大提琴再度挨了一拳。琴身面板的破洞再度擴大，已經到了極限，但琴弦沒有鬆掉。指板旁邊只剩一點木頭。

大提琴身負重傷，陷入垂危。

保羅首度直視我的雙眼。我們兩人都靜止不動。他正在探測我，直至無盡。他很著迷。四目交接，深深的凝望。

如果只是直視他們的雙眼，這樣是不夠的。必須用善意包容的眼神看著他們，眼中沒有訊息、不帶批判，這樣他們才會無法拒絕。

霍華・布登

保羅從此不再對大提琴出手。我從此不再為他演奏巴哈〈第五號無伴奏大提琴組曲〉的前奏曲。我們又一起共度了好幾年。每次會面，他都繼續直視著我，一面饒富興味地用溼答答的手指輕撫大提琴破裂的琴腹內側。

是的，**有人在裡面**。[10] 霍華，一定是這樣沒錯。

10 《有人在裡面》（*Il y a quelqu'un là-dedans*, Howard Buten, Odile Jacob, 2003）是霍華．布登的著作名稱。

霍華

一九七四年，美國，底特律節育中心[11]。

霍華・布登是在二十四歲那年認識亞當・謝爾頓，一個患有自閉症的孩子。

霍華形容亞當是一陣颶風，擁有男孩外型的颶風。他猛然竄入候診室，一屁股坐在地上，雙腿伸得直直的，前後搖晃，雙眼直瞪前方，「嘴裡不斷吐出一些音節，彷彿他吞了什麼東西，但他什麼都沒吞。」[12]於是霍華也跟著和亞當一樣跌坐在地，關於這樣做的原因，他這樣解釋：「我想，我是想向他傳達我很欣賞他。」

接下來的歲月，他都奉獻給亞當。

11 譯註：專為女性提供避孕管道、結紮，以及人工流產的醫學中心。

12 H. Buten, *Through the Glass Wall*, Bantam, 2004.

打從那天起，只有一個疑問讓他苦惱：為何和自閉症患者相處時，他感覺像是回家了？

他還進一步說明：「家，是心之所在。」

霍華生於底特律。年紀還很小的時候，他就開始拉小提琴、唱歌、跳舞。他會表演默劇、變魔術，還會說腹語，他夢想成為流浪藝人，在馬戲團工作。他的母親是「十六歲就退休的兒童藝術家」，她教他踢踏舞和花式溜冰。他學會雜耍、特技、獨輪車，也開始演奏喇叭、吉他、打擊樂器，並開始作曲。

遇見亞當的一年前，霍華創造了「小丑布弗」（le clown Buffo）這個角色。

霍華同時也是臨床心理醫師，並且因為他的著作《五歲時，我殺了自己》（*Quand j'avais cinq ans je m'ai tué*）大獲成功而在法國成名。

有一天，霍華對我說，如果有人拿槍威脅他，逼他在三個工作（小丑、心理醫生、作家）當中選一個，那他會選擇他的自閉症大家庭。

他用食指指著太陽穴，站在我面前，文風不動，沒有笑容，環視著圍繞在他身邊的孩子們。

艾蜜莉亞

巴哈〈第二號無伴奏大提琴組曲〉，前奏曲。
D小調。溫和、柔情。[13]

一九九八年五月，聖德尼鎮，亞當·謝爾頓中心，為年輕自閉症患者設立的醫療教育機構。

艾蜜莉亞會用頭撞人。用前額撞，也用後腦杓撞。她會咬人，也會用捏的、用抓的。只要還沒見血，她就繼續抓、繼續抓。她對別人的攻擊性異常強烈，每一個別人——亞當·謝爾頓中心的年輕病患、醫護人員，以及她的家人。除此之外，還包括另一個別人——也就是她自己。

直到現在，我手上都還留著和她見面時留下的幾道傷疤。血是最終極的溝

13　J.-P. Rameau (1683-1764), *Traité de l'harmonie*, chap. 24, livre second, Paris, 1722.

通方式。她剛滿十八歲。

聆聽大提琴時，她的吼叫聲簡直會讓人誤以為聽見狼嚎。她只喜歡輕柔的旋律。漸漸地，她在舒伯特〈阿佩喬尼奏鳴曲〉（*Sonate Arpeggione*）的柔板樂章中平靜下來。

她入住這裡時，我已造訪這間中心大約一年。在這之前，她在一間精神病院被綁了兩年，最後幾個月她都在昏睡，因為使用了劑量超強的抗精神病藥物[14]。霍華說他經歷了無數繁雜又荒謬怪誕的行政手續，才終於將她從精神病院帶出來。霍華絕不會放棄這些年輕孩子。我還記得，小丑布弗在捷克巡迴演出時，他曾經從布拉格當天來回巴黎，只為了餵保羅吃藥。

艾蜜莉亞抵達的那天早上，她在中心裡被鬆綁了。這是霍華說的：鬆綁。那天我不在場，等我回到中心時，才知道她從牆上扯下一支滅火器，用它砸毀了所有設備。接下來的修復工程，使亞當・謝爾頓中心關閉兩天。

14　用以減輕或緩和某些精神病症的藥物。

有時，我會告訴自己，到最後我要買下一座無人島；到最後，我會接手全世界的自閉兒，把他們全部一起帶去島上。

霍華・布登

霍華夢想創造一個世界，在這世界中，艾蜜莉亞的暴力並不被當成暴力，因此那暴力就不存在。

無數次，我看見他從地下一樓的診療室走上來，臉上有抓痕和擦傷，額頭流著血，他剛診療完那些特別暴力的年輕人，那些「棘手病患」，譬如賈梅爾。的確，賈梅爾只有一個目標，就是把我們全部戳瞎——而且他會從後面攻擊，毫無預警地。賈梅爾很危險。而霍華，他在地下一樓的小宇宙，用柔軟的姿態試圖閃避賈梅爾的指甲、牙齒與拳頭，毫不畏懼，或至少不流露他的畏懼。在這個世界裡，凡是躲不掉的咬痕、抓痕與拳頭，霍華都接受。其他時候，他模仿這些孩子。他當然無法治癒這些孩子，但他改變了他們。

由於音樂，或許也只有音樂，讓艾蜜莉亞想接近我。流血之後，是溫柔的輕撫，而當她靠近大提琴時，她的動作流露一股前所未見的溫柔。一抹轉瞬即逝的微笑，浮現於她乍看之下自外於世的幽暗黑影之中。傾聽音樂時，她的雙眼變得如此狂熱，讓我有時害怕會引燃火災。

抵達這裡兩年後，艾蜜莉亞徹底轉變。霍華在中心的佈告欄上，貼了一張艾蜜莉亞的照片，是她母親寄來的：照片中，她坐在家族全員的中間，面帶微笑，身旁是一棵聖誕樹。

我的父親

我原本或許可以成為醫生，一如我弟、我爸、我爺爺。當醫生是我最早的夢想。

我父親是醫生，也是藝術家。

他去病人家中診療時，有時會遲到五小時、七小時，甚至遲到兩天。他的時間觀念非常**獨特**。

「醫生總是遲到，但絕不缺席。」[15]

他會在午夜時分按門鈴，走進公寓要碗湯喝，因為他沒吃晚餐。再晚一點，他會坐在鋼琴前面，彈奏蕭邦的夜曲，最常彈的是升C小調的〈第二十號夜曲〉。彈奏完畢之後，他就輕輕闔上鋼琴蓋，戴上他那頂總是太小的帽子，

15　一九九四年九月二十七日於蒙帕納斯公墓猶太區，讓．馬厄（Jean Maheu）在喬治．歐培醫生告別式的致詞片段。

道別離去。「醫生，」病人說，「您沒有幫我聽診。」他則泰然自若地說：「您已經好多了，我們下週見。」

「醫生常常彈鋼琴，因為音樂能召喚生命。」[16]我的父親，是一個難以理解的男人，是無人能夠模仿的藝術家。

他周遊法國各地，甚至跨越國界，只為了造訪他的病人。四處都有人期待他的蒞臨，所有人都喜歡他。他不一定會接受病人的錢，卻很願意收下病人們自製的大黃（rhubarbe）果泥、安地列斯（Antilles）米布丁、新鮮現做的蔬菜湯。

「醫生永不疲倦，連精神渙散的時候都很專心，他擁有天才的直覺，他的診斷從不出錯，他的醫德完美無缺，他的無私是真正的無私，因為那是他的天性。」[17]

他是巴黎許多劇場的特約醫師[18]，當中包括奧德翁劇院（Théâtre de

16 同上註。
17 同上註。
18 譯註：劇場演出時，坐在觀眾席中一面看戲一面待命的醫生。

l'Odéon）與馬德蘭劇院（Théâtre de la Madeleine），他經常帶我去觀賞演出。不過，我想我應該從沒看過任何一齣戲的第一幕，因為我們總是遲到。我們走進廳裡，干擾一整排的觀眾。「不好意思……不好意思……」人們在我們走過時輪番起身。後來，在我的音樂會上，燈光暗下時，我從舞台上看見他的座位，每次都是空的。等到奏鳴曲的樂章演奏到一半時，突然有一排觀眾一個接一個站起來，而他彎腰駝背的身影浮現在黑暗中。「不好意思……不好意思……」他一路走到他的座位，翻攪整個觀眾席，彷彿掀起輕盈無憂的浪。他好像一點都不在意打擾別人。中場休息時，他隨意和陌生人攀談——「您喜歡這演出嗎？」不等對方回答，他就像個孩子一樣驕傲地說：「您知道她是我女兒嗎？沒錯、沒錯……她是我女兒。」

「醫生永遠盡心盡力，從不給人壓力，他總是心懷病人，他的大門永遠敞開。」[19]

我的父親，是個獨一無二的人。

19 同註15。

他無法歸類。所有事物他都平分共享，這樣他就無須抉擇，不用拒絕某一方或偏愛另一方。我總看見他和別人分享自己的麵包，無論數量多寡；分享他的湯，分享那些把他口袋塞得像氣球一樣圓鼓鼓的藥，而在他過世前不久，儘管頜骨癌讓他疼痛不堪，他仍將自己的嗎啡一分為二，和別人分享。

「實實在在的醫生，充滿人道精神的藝術家。」[20]

我的父親，是個謎樣的人物。

20 同上註。

狄蘭

巴哈〈第三號無伴奏大提琴組曲〉，前奏曲。
C大調。歡欣雀躍，洋溢感激之情。[21]

一九九八年五月，聖德尼鎮，亞當・謝爾頓（Adam Shelton）中心，為年輕自閉症患者設立的醫療教育機構。

每個星期五，當我站在謝爾頓中心那扇偌大的玻璃門前面時，還沒推開門，就能聽見花園深處傳來吼叫聲，宣告我的到來。狄蘭怎麼有辦法在我還沒踏進中心時，就知道我來了？沒人能回答這個問題，從來沒有。狄蘭拍打雙手，發出喜悅的尖叫聲，踩著細碎的步伐四處亂竄。「哦，克萊兒到了。」一名治療師這樣說。

---

21 J.-P. Rameau，前引書。

狄蘭是庫德族人。她今年十四歲。她擁有綠色的雙眼和淺色的頭髮。她嘶啞的吼聲轉化為尖銳的高音，再變成深刻的低音。她以激動的步伐衝進「大提琴時間」的專用房間。當我坐下準備演奏時，她的興奮之情更加強烈。她湊近我，抓住我的雙手，將我的手放上大提琴的指板，然後引導我的手沿著琴弦上下移動。這動作的訊息很明確：「為我演奏蕭士塔高維契〈奏鳴曲〉快板樂章的泛音那一段。」因為狄蘭是個很有品味的音樂家，她的喜好很明確。她愛這首奏鳴曲勝過一切，它充滿爆炸性、既反覆又有種諷刺的調調，我已為她演奏了好幾週。若我小心翼翼地嘗試演奏其他曲目，她就會瘋狂地衝過來，再度將我的左手放上大提琴的指板，沿著琴弦向我示範上下運動：蕭士塔高維契〈奏鳴曲〉的快板樂章。她很清楚自己要什麼，也很知道該怎麼向我提出要求。狄蘭這輩子沒說過半個字，和保羅一樣。

音樂似乎填補了她心中關於言語的空缺。在她的靈魂深處，有某種屬於音樂的洞察力。每次聽見旋律轉變時，她臉龐抽搐彷彿發狂，都能證明這一點——琴聲旋律漸進發展時的緊繃神情；音樂到達最高峰時的狂喜；浪潮平緩下來，回到主旋律時的放鬆表情。她聽見琴音時的喜悅，就像痙攣發作。她向後仰頭，因快樂而嚎叫。她總是背靠著暖氣，猛烈地用頭碰撞她背後的牆。有一次她滑倒在地，頭撞到暖氣，流了很多血。她沒感覺到痛，依舊繼續大笑，一面拍打雙手。她擦掉正在流淌的血，雙頰如火灼燒，再度要求我演奏蕭士塔高維契〈奏鳴曲〉的快板樂章。

關於自閉症的研究，不勝枚舉。正如霍華常說的，這些研究讀得越多，只會迷失得更嚴重；越是去書寫我們知道的那些少之又少的資訊，就越會加深相關的矛盾與謎團。如果我們說「自閉症就是這樣」，那就一定有一個案例不是這樣。

儘管我已萬分莊重地做出承諾，但我還是無法制止自己若無其事地順手汲取一些相關資訊。我得知有些人認為原因出在天生體質，另有人認為是心理層面，也有人認為是基因遺傳，而孩童自閉症早期症狀的定義[22]包括「顯得孤獨」、「期望事物不會改變」、「語言方面的異常」。我發現有一長串的臨床判斷標準。溝通障礙。自我封閉。一些典型行為。抗拒周遭環境的變化。缺乏

22 （原註15）Léo Kanner, étude «Autistic Disturbances of Affective Contact» («Les Perturbations autistiques des contacts affectifs»), 1943.

情感表現。

霍華說，在他遇見的自閉症患者當中，沒有一個不是「好夥伴」，也沒有他無法建立溝通的對象。他說，這一點不一定能從表面看出來，但他每次都能感受得到。對我而言，最明顯的證據是，我和我的大提琴也能感受到這一點每一次都是。

> 我認為他們應該是因為他們自身原本的模樣所以被愛，而不是因為他們應該是或應該成為的模樣。
>
> 霍華・布登

音樂隔著這些孩子的「隱形之牆」[23]輕撫他們，音樂穿越這道牆，觸及意想不到的深處。當字句無能為力時，音樂偶爾能夠化作靜謐的微風，到達**地底**。

23 《穿越玻璃之牆》（*Through the Glass Wall*）是霍華・布登最後一本書的書名，二〇〇四年由Batam出版。

心懷信任。
流轉的喜樂。

大提琴

我六歲，我的第一個鋼琴老師是很有魅力的女士，梳著銀色髮髻，皺紋很多。我對她唯一的印象，只剩下每堂課開始之前，她給我的大片餅乾，上面塗滿草莓果醬。

我八歲，某個下午，父母帶我去巴黎聽他們一個朋友的音樂會。他是個很有才華的鋼琴家，因年長而引退。他和一名年輕的大提琴家，一起演奏貝多芬的奏鳴曲。

首度邂逅這樂器的衝擊，比雷鳴更喧囂。

大提琴在歌唱，它的樂聲溫暖、飽滿、如泣如訴。聽見第一個音，我就知道：這是我一輩子的樂器。

回家路上，我大聲宣告：「我要學大提琴。」

我十四歲，在聖日耳曼昂萊（Saint-Germain-en-Laye）[24]的諾瓦耶公爵官邸（Hôtel de Noailles）舉辦生平第一次音樂會，演奏朱塞佩・薩馬丁尼[25]為大提琴和鋼琴寫的一首奏鳴曲。我哽咽著強忍淚水，因為最後一個樂章接近尾聲時，我拉錯了一個音。

音樂會結束後，一名女子站在我面前向我致意。我已不記得她的長相，但她臉上病懨懨的蒼白、她頭上裹著的頭巾帽，以及她眼中的光芒，如今我仍歷歷在目。

「如果您是醫生的話，那您一定已經治癒我了。」

我印象最深刻的，是她這句話在我心中引發的衝擊波。

電光石火之間，確認了奠基的預感。

我靈魂深處潛伏著一股浪潮，緩緩流動。

24　譯註：大巴黎地區的小城。

25　朱塞佩・薩馬丁尼（Giuseppe Sammartini，1695-1750）是一名義大利巴洛克作曲家。

大衛

巴哈〈第四號無伴奏大提琴組曲〉，前奏曲。
降E大調。哀婉動人。[26]

二〇〇一年一月，聖德尼鎮，亞當．謝爾頓中心，為年輕自閉症患者設立的醫療教育機構。

大衛體重一百一十公斤。他被兩名治療師拖進我所在的房間。他總是被某個人拖去某個地方，這是專屬於他的移動方式。他被擱置在房間一個角落，曲著雙膝，緊抱雙臂，龐大的身軀蜷縮著，盡全力將自己摺疊得小小的。他將頭縮進脖子，面對著牆，手指用力壓住眼睛。大衛十八歲。他不是聾子也不是啞巴，但他不說話。別人叫他名字時，他毫無反應。

26 Johann Mattheson, *Das neu-eröffnete Orchestre*, Hamburg, 1713.

他面對著牆，側躺在地上。沉默。當我開始演奏大提琴時，他龐然巨大的身子更加蜷縮。他更加用力壓住雙眼，同時將雙手的大拇指擺在耳朵旁邊。耳朵**旁邊**。大衛摀住耳朵的方式，是壓住耳朵旁邊！因為他的耳朵並沒有耳朵的形狀，而是臉頰兩側的兩個小孔。他的耳朵彷彿消失了，彷彿失去原本的形狀，被靜默磨平了。深深陷進臉孔的耳朵。因此，只要輕輕壓住耳朵旁邊，他就再也聽不見四周的喧囂。靜默。

整整一年，每個星期五，我都為大衛演奏巴哈六首《組曲》當中的一整首，為他緊緊關上的耳朵演奏，在那小孔的靜默當中演奏。他聽了好幾次全套巴哈《組曲》。九次。某個週五下午，霍華非常認真地計算這數字。

> 首先，必須學會如何吸引他們的注意。我們應該讓自己在他們眼裡成為值得關注的對象，（……）是我們應該調整自己、重新創造自己，每次都是如此。
>
> 霍華・布登

三個星期過後，大衛將手指從耳朵旁邊挪開，冒險朝我的方向偷瞄一眼。但他立刻將一切又重新圍堵起來。必須說，小孔形狀的耳朵，是很容易重新堵起來的。

初春，大衛笑了。這是他第一次面露微笑。僅持續一秒的微笑，是光，是奇蹟。

大提琴歌唱時，大衛越來越常微笑，笑容持續的時間也漸漸延長。有一天，他突然咚地一聲翻過來，轉身用他的正面面對我。有時候，他會讓我聯想到一條巨大的魚。

他不再摀住耳朵。他聆聽。終於，五月初的時候，他主動朝著我的大提琴挪動過來。他觸摸大提琴，花了很多時間嗅聞它，還舔了它。他將頭擱在琴身的面板上——他似乎真的很開心。

到了六月，當大衛坐起身來，獨自爬上鋼琴椅的時候，霍華非常驚奇，他加入我們，默默坐下。

大衛從來沒學過鋼琴。他不會彈鋼琴。儘管如此，我們就這樣透過音樂開始對話。氛圍是全然的信任。全然的冒險。在這之前，我從來不曉得，這樣的對話竟能讓人如此快樂。我似乎從來沒有在音樂層面，和他人進行如此深入的交流。

有一些時光，只因為這樣的時光存在，就足以證明整個生命的美好。大衛在九次全套巴哈《無伴奏大提琴組曲》期間逐漸挺直身子的時光，絕對是其中一例。

我認為他們必須被教導如何溝通並實際執行，無論結果如何。

霍華・布登

大衛活在不和諧音程的世界裡。在鋼琴琴鍵上，他只彈奏小七度[27]，節奏是緊繃的切分節奏。他毫不停歇，只用兩手各一隻手指反覆彈奏。降La、降Sol、降La、降Sol……霍華給這套嶄新的鋼琴彈奏法取了一個外號：「兩指神

27 緊張而不協調的音程。（譯註：音程指的是兩個音符之間的距離。大衛一次只彈奏兩個音，而這兩個音的距離永遠是小七度。）

功」[28]。

好幾個月的期間，我和大衛輪流演奏。他原本對自己的名字毫無反應，現在卻開始聽從我的指示。「輪到我了，大衛。」他讓我演奏，他坐在鋼琴椅上，駝著背，面露若有似無的微笑，等候我的段落結束。「輪到你了，大衛。」

儘管他從未放棄他的「兩指神功」，他的彈奏方式卻大有進展。一開始，鋼琴的白色琴鍵他只盯著瞧，絕不冒險觸碰，他只輕撫黑色琴鍵那**柔和的半音**。後來，有一天，他跨越界線，大膽嘗試白色琴鍵，嘗試更為率直明確的音樂氛圍。接下來，他發現他最喜愛的音程能以低八度的版本彈奏，他花了很長的時間來回地彈，似乎很高興能聽見**相同事物的不同模樣**。當他第一次同時彈奏兩個音而不是分開彈奏，當他如此熟悉的兩個音以全新的方式迴響時，他停頓了一陣子，看起來非常驚愕。當他發現他可以把節拍放慢一半的那一天，他也有同樣反應。他的音樂實驗，在熟悉與未知的極限之間搖擺。他常因此笑出

28 Howard Buten，前引書。

來，我也是。他拓展自己和聲音世界的關聯，往各個方向探索。我總以大提琴回應他。我一步一步仿效他，模仿他的一切。漸漸地，他仍繼續維持相同的音程，但他將聲音空間擴大，探索鋼琴更低的音、更高的音。我也以大提琴進行同樣的探險。我看著他的上半身往鋼琴右側傾斜，他的雙臂和脖子伸得長長的，試圖碰到最高音的琴鍵，但他的下半身仍牢牢釘在鋼琴椅上。他常常就這樣卡在那邊。我必須站起身來，使盡全身的力氣把他扶回原本的垂直坐姿。他總會等候新的指示來繼續他的探索，並往另一側傾斜過去。幾週過後，他會自己動手挪動鋼琴椅。在我們毫不間斷的輪番演奏之中，他開心地笑，就連遵從我的指示時也一樣。

必須讓自己的眼神像家一樣，特地為他們而建造的家，大門敞開，屋內擺放他們喜好的家具、漆成他們喜好的顏色。

霍華・布登

我帶領大衛跟隨我。自從他不再摀住耳朵，他就再也無法真正抗拒我。大提琴在歌唱，它的歌聲如此飽滿、溫暖、如泣如訴，盈滿了他的心。大提琴的振動深深吸引他。對他而言，曲目無關緊要。我以純粹的直覺，朝向未知之地探索，超越界線、跨越我所知所學的極限，直至暈眩。即興演出使我的大提琴超越極限。輪番演奏之後，我們的聲音合而為一，因為我們開始揉合兩人的音樂語言。這是我給他的指令。「大衛，我們一起彈。」琴弓迫不及待，琴弦嚷叫著。加快的節奏，中斷的旋律。他的反應很激烈。琴音湧入祕密的裂縫之中，突破他的「隱形之牆」。膨脹、輕扣、嘎吱作響、呻吟、哀鳴、呼嘯、嗚咽、哀求、碰撞、哀鳴、嘶啞喘氣、暫時平靜。偶爾沉默。

我們的演奏彼此呼應、相互交融。我們嘗試漸強演奏，從最弱[29]漸進到極強。大衛溫順地和我一同緩緩前進，越來越用力地敲打琴鍵。他喜歡這樣。而當我急轉直下，開始逐漸降低音量時，他偶爾會拒絕跟隨我。儘管如此，我通常仍能夠成功「帶著」他返回恢復平緩的路上，迎向由無數共鳴交織而成的靜

29　意指「非常輕柔」（譯註：原文pianissimo為義大利語）。演奏指令，大幅減弱音樂的強度。

諡。

既然無人知道如何著手，那麼我們唯一的選擇，就是無條件地尊重他們。

霍華・布登

有時，我會自行踏入屬於他的不和諧音程的國土。如此一來，就是他帶著我墜入一種宛如深淵的感受。大衛的世界，是一塊極不穩定的流動陸地。我穿越國界踏入他的疆土，深入其中，步步都是危機。我能感覺到，這些路徑對我而言是全新的。而對他而言，這些路徑將他帶向我的方式，也是全新的。我們的脈動如此完美契合，有時甚至無法分辨兩種樂器的音色。我們融為一體。神妙至極。

當我猛然「拋下」他，無預警地改變旋律，朝向我自己的疆土前進，奏出比較「和諧」、比較穩定的音程，或是開始拉奏出乎意料的曲調時，我試圖強迫他和我一起踏上我的國土。我是否冒犯了他？是否背叛了他？他的手指立刻離開琴鍵，彷彿被燙到了，並試著再度摀住他的耳朵小孔。目瞪口呆。僅是稍稍跨越和諧與不和諧之間的疆界。大衛並非全然溫順。他也懂得縮回自己的世界。

日日陪伴他們的每一秒當中，我的任務是，以我身而為人的存在，讓他們好受一點，在生命中的每一刻。

霍華．布登

音樂能讓他表達自我嗎？音樂能在他心中激發前所未有的感受與情緒嗎？他真的正在創造一個只屬於他的聲音世界嗎？

「無須述說故事的旅行，行經純粹屬於感覺的丘陵與大地，高低起伏，心醉神馳。」[30]

後來，霍華這樣描述我們的音樂之旅。

30 Howard Buten，前引書。

我不知道自己為什麼猜得到應該選擇什麼曲目、為什麼知道如何為這些被視為**無法溝通**的孩子演奏。我知道哪一首巴哈組曲能讓保羅平靜下來，或是讓他變成提琴殺手；我知道哪種曲調可以讓艾蜜莉亞變得溫和，讓她不再抓破我手上的皮膚，讓她將抓痕變成親吻；我知道哪一篇奏鳴曲樂章能讓狄蘭歡欣雀躍從地上跳起來；我知道哪個音程能讓大衛坐直身子、變身成為鋼琴演奏家。

有一件事，我並不知道，因為我什麼相關資料都沒讀，或幾乎沒讀。我不知道的是，我憑著直覺在聲音層面使用的方法，正是霍華使用了一輩子並發展成熟的方法——模仿，以及情感同化。

相遇

一九九六年，巴黎，羅浮宮演講廳。

我和霍華．布登首度相遇，是在一場名為「藝術與醫學」的研討會。我算是基於偶然而出現在那裡。好吧，說「相遇」有點言過其實。

我在爆滿的演講廳中聽他演說，研討會結束後，我沒辦法接近他，因為霍華．布登是媒體寵兒，等著向他致意的隊伍排得老長。

那天晚上的演講，如今我只記得一句話。面對一名坐立不安的聽眾，他用他的美國口音，簡潔地回答：「自閉症？……我們一無所知。」

國際知名的自閉症臨床專家這樣宣告，使得全場有點尷尬。一片沉默之中，我內心湧現一陣顫慄，它以獨特的方式振動，在強烈的波動之中，揉合了孩提時期流轉的喜樂，以及我第一場音樂會那位生病女子眼中金燦燦的光芒。

數週後，我前往巴黎的拉內拉格劇院（Théâtre du Ranelagh），去觀賞小丑布弗的演出。

布弗在舞台上，朝向觀眾走來，他的臉抹得白白的，黑色的雙眼用眉墨塗圓。他對周遭的世界提出許多疑問，得到的回答卻好少好少。他遇上一堆麻煩，卻總有辦法解決，他是布弗——他心中滿是失落，卻也滿溢歡喜。純然詩意的人物，懷抱深深的憂傷，但絕不多愁善感，他從後台的黑暗中現身，踩著大大的鞋子、拎著一隻塑膠母雞，而他是如此鍾情於他的大提琴。他的樂器擱在舞台斜坡投射的光芒中，琴身背面嵌著一扇門。每天晚上，布弗輕柔地打開那扇門，從裡面拿出一把小提琴，溫柔地捧在胸前，花很長時間像哄嬰兒一樣哄它。

我很有勇氣，或應該說很大膽，就這樣闖進他的休息室。心中抱持堅定的信心。

對於同類相吸的確信。

我再度感受到內心深處那股緩緩流動的浪潮。和霍華熟識之後，他告訴我，他心中也有同樣感受，他「從很小的時候」，看見某些人事物時就會如此：「無以名狀的感受，無法形容。既不是悲傷，也不是喜悅。但很強烈。純粹的情感。」

「您好，我是大提琴手。我能和您一起工作嗎？」

霍華不害怕沉默，這是我後來才知道的。他久久盯著我瞧，很久很久，一雙悲傷的大眼睛，眼角帶著微微的笑意。

他的回答很簡短：「我會寫信給您。」

養老院的「太空」

卡米耶．聖桑〈天鵝〉。

二〇一二年五月，巴黎，柯利安花園安養院，阿萊西亞院區。

養老院窗前那棵高大橡樹的樹蔭，優雅地搖曳著綠色的春裝，等待夏天。大半住客都在扶手椅中沉睡，因為現在是午休時間。我關掉電視，同時向奧利維女士打招呼。她坐在圓桌前打瞌睡，眼瞼在厚重的鏡框後面微微顫動。她的身軀很龐大，雙腳既腫脹又歪曲，必須使用抬人椅，才能將她從一張椅子移動到另一張椅子上。她被診斷為思覺失調症患者。每個星期一，當她醒來時，她睜眼看我，眼中滿是焦慮。那模樣令人完全無法預料接下來的奇蹟。

住客們漸漸聚集在「太空」，看起來像一支潰敗的軍隊。其中有些拄著拐杖踩著小碎步，另一些則推著他們的助行器。其他人則坐在輪椅上，由看護緩緩推進來。進門之後，他們會靠近圓桌，桌上亂七八糟，堆了一堆打擊樂器、沙錘、雨聲筒、手搖鈴、絲布、顏料、花、樹葉和樹枝。

有些人一進門就開始尖叫、彼此辱罵，打破了寂靜。其他人則保持緘默。一名女子用很快的速度衝進來，她像注音符號的四聲[31]一樣往旁邊傾斜，一面奔跑一面身手敏捷地閃躲路上所有障礙物。她火速坐下再站起來，然後再度坐下……然後作勢離去……然後又再度坐下。三年來，她整天重複這樣的動作，彷彿什麼都無法澆熄她的衝勁。沒人注意她。

博熙華女士坐在輪椅上，像個貴族一樣被推進來，她的髮型無懈可擊，襯衫飾有花朵圖案，項鍊墜飾以黃金打造，而她的臉孔像是層層上鎖的緊閉大門。當她被推到平常的位置時，她對負責推她輪椅的看護大聲怒吼：「妳這白癡！混帳，妳給我滾！」她用高高在上的眼神掃視其他住客：「我來這裡幹嘛？」不等別人回答，她就繼續說下去：「我原本想當歌唱家，但我爸媽說，既然妳嗓子這麼好，那就應該去當律師。」我們一起共度一百二十二場演奏時光，每次她都這樣開頭。繼「關電視」這儀式之後，博熙華女士的開場演唱宛

31　譯註：原文為accent grave，法文變音符號（à、è、ù等字母上面的符號）。

如另一道固定不變的儀式，她出色地演繹舒伯特的浪漫曲以及法國歌曲，她的嗓子確實很棒，渾厚有力、圓潤飽滿，是歌劇女伶的嗓音。

我在這群「瘋人」當中欣然坐下。大提琴唱起歌來。聖桑的天鵝，翩然降落在桌子中央。

凱詩勒女士在我左手邊，她聽見音樂便面露微笑，迫不急待地發出呻吟聲。

「噢，親愛的……您終於來了！」

接下來，這群奇妙的住客便圍著圓桌坐下：緹斯鴻女士、巴泰勒米女士、荷納女士、裘利女士、勒梅特先生。緹斯鴻女士立刻隨著大提琴的樂聲，用顫抖的聲音歌唱，博熙華女士朝她怒斥：

「閉嘴！妳給我閉嘴！」

「您自己才應該閉嘴！」凱詩勒女士直接打斷她：「您糟蹋了音樂的崇偉！」

「閉嘴！給我閉嘴！」博熙華女士繼續怒罵，她瞪視眾人的眼神半帶怒意、半帶戲謔。

她們身旁的巴泰勒米女士將雙手輕輕擱在膝蓋上，滿面春風，雙眼盯著天花板，哼唱著天鵝。平日她總饒舌叨念一串謎樣的句子，現在這習慣暫停了。裘利女士的位置比較後面，她緊閉雙眼，向後仰頭，流淌大片口水，一抹淡淡的微笑將她滿是皺紋的臉一分為二。至於勒梅特先生，他什麼都不說，只是蜷縮著，將臉藏進肘彎，在他自己內部微笑。

於是聖桑的天鵝翩然起飛，牠在堆滿物件的桌子上方展翅，將桌上的手搖鐘與葉片掃落在地。失智老人們伸出雙手，羞怯地試著捉住天鵝的翅膀，一齣舞蹈就這樣誕生於美妙卓絕的囁語之中。接下來，樂音與人聲讓空氣瞬間變成白色。嬗變開始時，整個空間跟著起飛。一陣強烈晃動，抬起所有人的身軀，在金色光芒中翻轉他們的心。

原本只是背景的看護們也動了起來，她們先是微笑、拍手，接著開始舞動，甚至跳起圓舞曲。整整五年，一百二十二次，在這四十五分鐘的期間，眾人的歌聲必定會取代尖叫聲。

心懷信任。

流轉的喜樂。

天鵝飛上藍天時，緹斯鴻女士冒著危險再度哼唱，並偷瞄博熙華女士一眼。博熙華女士正引吭高歌，歌聲美妙至極。將頭埋進肘彎的勒梅特先生稍稍抬頭，隨著節奏用指尖輕撫桌面。裘利女士朝我的方向微微睜開眼瞼，瘦骨嶙峋的雙腳隨著節奏擺動，她的動作幾乎無法察覺。在她靜止不動的身體當中，腳趾的微小動作顯得很大，遠勝天鵝飛向太陽的偌大雙翼。

凱詩勒女士在唱歌，她看著我，雙眼閃閃發亮。她抓起放在桌上的鼓，敲打節奏，深陷在越演越烈的興奮激昂之中。

當天鵝飛離這空間，隨著大提琴吐出的最後一個長音消失在地平線彼端，一陣沉默宛若淺紫色的春天，讓整個空間停滯不動——「天鵝成群飛上天空……」第一個開口的人是我，好邀請字句前來同歡，邀所有人一同吟詩。凱詩勒女士接著說下去，彷彿將一首即將誕生之詩的隱形絲線緩緩攤開。

她的聲音像某種祈求：

「天鵝成群飛上天空的皇朝。

噢，白天鵝啊……

我見你是藍天中的紅色……」

像一陣風。心靈透過她的嗓音吹拂，時而像是輕盈的微風、時而像是轟隆作響的暴風，為半敞的心扉帶來一陣清爽。新的話語源源湧出，像敲擊的鼓、像震顫的鐘。一股奇異的情緒席捲所有人，蓄勢待發。我再度開始演奏天鵝的誕生與高飛，演奏天鵝之死與復活，在輕柔的旋律中揉合悉悉簌簌的翅膀摩擦聲，那翅膀已被鮮血染成紅色。詞語由聲音之腹的各處迸發漫溢，隨機迸出的瘋狂母音，尚未成形的子音，宏偉壯麗的散文：

「牠來了，天鵝，」凱詩勒女士宣告，「牠展開雙翼。」

「雙翼，」緹斯鴻女士接著說下去，她是失語症患者，只能模仿、重複身邊的人說出的話，像在浮光中胡亂伸手捕捉幾粒微塵，「雙翼……雙翼……」

「是恩典的擬人化，」凱詩勒女士說，「是一切未被玷汙的事物的美好。」

「雙翼……」緹斯鴻女士繼續堅持，「雙翼……」

於是荷納女士加入這首詩，她小心翼翼，輕聲囁語：

「中間什麼都沒有！」

而奧利維女士開口大嚷：

「在心裡！」

「心裡，」緹斯鴻女士重複道，「心裡……」

奧利維女士斜眼偷瞄我，深恐自己說錯或做錯了什麼。

「好美，」博熙華女士以歌聲回應，因為她只以歌唱的方式吟詩。

「好美，」奧利維女士繼續說下去，「好美。我的天哪。」

「天哪……天哪……」

字句跳躍的速度越來越快，大提琴接連奏出嶄新的旋律——頹喪的小夜曲、小步舞曲、輕快的華爾滋、探戈、憂鬱的哀歌或是情歌，伴隨著正在創造的詩，讓它成形，讓旅程繼續。詩因歌唱而生。詩湧現於這些哽住的喉嚨，將養老院這些失智症患者轉變為行吟詩人、吟遊詩人、抒情詩人。

至於其他住客，那些無法開口說話或唱歌的人們，則搖晃著五顏六色的絲布，用顫抖的雙手敲鼓、搖鈴，看護們也毫不遲疑地加入他們。絲綢之紗是色彩繽紛的裝飾曲線，在旋律中翩翩起舞，隨著音調起伏，在眾多輪椅上方聚首又分開。就這樣，圓桌四周的人們，有上千種不同的舞動方式，用腳、用手、用下巴，或是僅以目光舞動。有時候，只需要眨一下眼睛，就能加入這場同歡舞會。

他們的動作在聲音的力量中誕生，讓沉默的話語成為可見的事物，在太空中展翅，跨越星際、銀河、宇宙。

絲綢翅膀的天鵝，化身成為喜樂。

俄羅斯

一九八九年十月，莫斯科。

天寒地凍的清晨，白俄羅斯車站擠滿了人。五十個小時的火車之旅，我穿越了西德、東德、波蘭、白俄羅斯、烏克蘭，以及一部分的俄羅斯，綿延不絕的積雪平原。鼻子貼在車窗玻璃上。大提琴緊不離身。

到站之後，因為喝太多伏特加而步履蹣跚的車掌，幫我把兩個巨大的鐵製行李箱搬下車。箱子裡塞滿了蘇聯沒有的東西。我只會說一點俄語。心脹得滿滿的。我的俄國夢即將實現，在我眼中，除此之外什麼都不重要。我來這裡，是為了在莫斯科的柴可夫斯基音樂學院精進大提琴！

當時我還不知道，這四年的時光，將會永遠改變我的人生。

音樂學院的學生宿舍是一棟長長的磚砌建築，破爛不堪。狹小的雙人房，我的室友是一名來自巴庫的亞美尼亞小提琴家。我入住不久，室友的家人被趕出亞塞拜然[32]，於是舉家搬進這個小房間。

我們總穿著大衣睡覺，因為窗玻璃破了好幾角。儘管我們試著用一大堆棉花堵住雙層窗玻璃的破洞，俄羅斯的寒冬依舊蝕骨。

我們會穿著鞋底很高的塑膠鞋去洗澡，因為共用淋浴間實在太髒，我們不敢打赤腳。半數時候，淋浴間裡面沒有蓮蓬頭，被之前的使用者偷走了。最後我也拿走一個，每次洗澡都把它帶去，安裝在它的位置上，洗完澡後再把它帶回我房間，以備下一次繼續用。

宿舍最莫名其妙的一點，是必須為了許多繁複手續來回奔波。每天早上，太陽還沒探出地平線的時候，我就得離開冰冷的床，去找帕妮雅預約宿舍地下室的琴房。她是Repetitoriy（練習室）的守門人。她像個嬌小的俄羅斯娃娃，有一張俄國童話般的圓臉，綁著小碎花圖案的頭巾，一整天都在劃十字。她會用可愛的小名叫我，每次見面都會擁抱我。我常在走廊上遇見一些迷途的

32　一九八九年，這一家人在納戈爾諾—卡拉巴赫（Haut-Karabagh）發生戰事時被逐出亞塞拜然。該戰事是納戈爾諾—卡拉巴赫自治區的亞美尼亞人與亞塞拜然共和國之間的武裝衝突，始於一九八八年，結束於一九九四年。（譯註：巴庫〔Bakou〕為亞塞拜然共和國首都。）

老鼠，或是醉酒之人，他們目光呆滯、腳步蹣跚，試著尋找回房間的路，卻徒勞無功。

我用自己的大提琴練習，因此逃過了鋼琴家必須面臨的窘境。他們彈奏的鋼琴總是有問題，不是缺了幾個琴鍵，就是踏板不見了、被偷了。好多次，我在地下室走廊看見這些學生，有時手中拿著鋼琴鍵，有時則扛著練習室的門，因為原本的琴鍵或門在夜裡無緣無故消失了。

我還記得，一個拉小提琴的法國朋友，因為無法忍受宿舍的骯髒，所以每天都在同一個時間搭計程車，去莫斯科的法國大使館洗澡。

我們的伙食很差，食物幾乎永遠沒有變化。從法國帶來的存糧吃完之後沒多久，我也開始窺伺街上的Produkty（食品），我也加入街上或商店門口那些排隊人潮，我們總是先開始排隊，然後才問「這裡賣什麼？」。我們總是問同樣的問題。運氣好的話，或許有香蕉。如果一切順利的話，我甚至還能及時購入好幾公斤的香蕉。我加入看不到盡頭的隊伍，希望能買到好吃的東西，詢問前面的人：「這裡賣什麼？」他們連看都不看我一眼，簡潔地回答：「吸塵器。」當我走遠時，隊伍中傳出憤怒的吼叫聲：「喂喂！你們不要一次賣超過五台！」

無止無休的等待，是日常生活的一部分。當我想打電話給我在法國的父母時，我得搭計程車前往Zentralny Telegraf（中央郵局），從宿舍出發的車程是一小時。然後呢，等了好幾個小時之後，終於輪到我的號碼，我可以進入一座木製的電話亭去打電話。運氣不好的日子，意思是大多時候，家裡沒人接聽，於是我空手而歸，胡亂攔下一台非法計程車，討價還價要付幾盧布，再度穿越莫斯科這座往四面八方延伸的城市。

偶爾，這些車子沒有底板，所以坐進車內時，必須將雙腳擱在旁邊，不可疏忽大意。我就看著灰色雪地在我的靴子下面奔馳，一面聽著當地電台不斷狂播那些聲嘶力竭的歌。

在宿舍裡，任何請求都需要長官首肯。於是，想換房間的那一天，我走進她的辦公室，心臟怦怦跳，坐在她的桌前，面對著她：「我可以換房間嗎，拜託您？」她嚴肅的臉不動如山：「不。」她雙唇緊繃。她穿著很像制服的西裝，頭髮是淡金黃色，藍灰色的雙眼非常冰冷，那雙眼睛能直直穿透你，卻又不是真的在看你。我再問一次：「我可以換房間嗎，拜託您？」但這次我把一盒「香榭麗舍大道」巧克力拿到桌下，用它碰碰她的膝蓋。「可。」她的回答幾乎不假思索，但雙唇依舊緊繃，不帶一絲笑意。

那天晚上，我住進新房間，房裡的窗玻璃沒有破洞。

我從來沒這麼開心過。

「太空」的詩人們

安東尼奧・韋瓦第《四季》。

二〇一二年十月，巴黎，柯利安花園安養院，阿萊西亞院區。

高大的橡樹在養老院的窗前，搖曳著紅色與金色的葉子。秋日將這棵老樹映得火紅。

在失智老人的「太空」大廳，電視噤聲時，便是大提琴在大自然當中遨遊。夏日，它的樂音在燠熱停滯的空氣中懸而不定；到了秋天，它則演奏吹拂樹蔭的風、劈啪作響的灌木叢、雨聲、在空中旋轉的紅葉。於是我們一起去踏青漫步。在我們面前的圓桌上，有金色紅色橙色黃色的枯葉、細枝、樹皮、土壤，我們輪番觸摸、嗅聞，有些人甚至會嚐嚐味道。當記憶失去原本習以為常的感官，他們如此感受事物。大提琴模仿腳下劈啪作響的地面，伴隨著烤栗子的香氣，而種種字句、聲音、動作，以及埋藏的情感，便從四面八方湧現、迸發，將秋日化作詩歌與舞蹈，如同畫家俐落筆觸之下的畫作。

聞起來如此美味，
葉與菇，
深色的麵包，
美麗的菊花。
細枝劈啪作響，
綠色苔蘚，
輕柔，
滑膩，
像海綿一樣，
舒適，
深刻的愛，重新出發，
回憶。
讓我回到這樣的心靈狀態

充滿希望

紅色秋天之心，

光芒。[33]

他們用蒼白的嘴唇說，春天「輝煌、雀躍」，春天的風「溫暖、顫動、圍著黃色打轉……」；至於夏天，它擁有「火熱的心與許多希望」；秋天轉為「灰紫色的憂鬱」；冬天則邁向「白色月亮、棕色大地、黑色柳樹、哭泣的日出、晦暗的幸福，在心裡」。

某種單純而深刻的事物，就這樣浮現於這些一日詩人們的奇妙詩作之中。像春日的雛鳥一樣脆弱；像勝利的歡呼一樣有力。

我們很幸福

我們說著

33 住客們的詩作。

唱著
大喊著
幸福[34]

走路傾斜像注音符號四聲的女子在行進之中停下腳步，在我們桌前猛然站定，默默觀察我們。她的肘彎緊貼著腰，偏著頭，過來在我們身邊坐了幾分鐘。

邂逅的饗宴來到尾聲。手搖鈴已收拾整齊，鼓和沙槌已收進一個小櫃子裡。

凱詩勒女士，哲學家，多重失智症患者。她用顫抖的聲音說：

「音樂訴說的對象，是生命的要素，是我們心中最美、最重要的部分。音樂能改變唱歌的人。是奇蹟。」

34　住客們的詩作。

奧利維女士，詩人，思覺失調症患者。她笑著說：

「在這裡，我們不怕做蠢事。現在我們覺得自己很重要。很安心。感覺就像在家裡。」

荷納女士，畫家，路易氏體失智症[35]患者。她則說：

「沒錯，我們覺得可以融入。」但她接著搖頭說：「可惜必須分開。」

一小時前還在辱罵其他人的博熙華女士，歌唱家，阿茲海默患者，她說：「我們唱得很盡興。所有人都活了過來。」奧利維女士說：「沒錯，博熙華女士說得沒錯。」博熙華女士轉頭回她：「您看看，親愛的，感覺對了，說出來的話也就對了。」凱詩勒女士回道：「您的歌聲很美。」博熙華女士則回她：「您才是最會吟詩的人。」從不開口的阿茲海默病患裴堤先生說：「您把我帶到我的海洋底下。沙子很深的地方。您和我一起搜刮被遺忘的寶藏。在沙子很深的地方。很深很深。」凱詩勒女士做出結論：「親愛的，您真美妙。您知道為什麼嗎？因為您讓我們能夠再度變回美妙的人。」

35　路易氏體失智症是第二常見的神經退化失智症，好發率僅次於阿茲海默症。該疾病的症狀相當複雜，患者會表現出與阿茲海默症或帕金森氏症相同的徵狀，使該病症難以辨識，很難診斷出來。

她這樣一說，坐在桌前的人一致點頭讚嘆，不只是聽得懂這句話的人，也包括那些已經遺忘字句的人。他們真的變成了「超乎想像之地的旅行者」[36]。臉上彷彿空無一物、被光鑿穿。痴人。

離開「太空」之後，他們當中絕大多數的人，隨即徹底遺忘大提琴、鼓和手搖鈴、灌木叢中的漫步、微風難以覺察的輕撫、顫動湧現的情感，以及眾人對彼此的稱讚。儘管如此，也無所謂，因為看護帶他們回房時，她們唱著歌，而他們的臉就被無以倫比的光照亮。那幾分鐘，即是永恆，他們熾熱的靈魂顯現出來，他們的靈魂始終未變。失智症一層一層漸漸剝奪的一切，在一瞬之間倒轉，無庸置疑地證明這些「失智的住客們」絕非「喪失心智」[37]。

溫暖的心
是滿滿希望

---

36 Oliver Sacks, *The Man That Mistook His Wife for a Hat*, Gerald Duckworth & Co Ltd, 1985（*L'Homme qui prenait sa femme pour un chapeau*, Points, 2004.）

37 「失智」（dément）一詞的詞源來自拉丁文「dēmens」，意指「喪失心智」。

我們即將幸福
是真的
我們一起作夢
眼睛發著光[38]

二樓的失智住客們度過漫漫長日的狹長大廳（儘管他們並未選擇這個地方），變成了宇宙。「太空」不再空曠，地面覆滿油氈布，長期臥床的失智病患們，輕盈地走在金黃色的細砂上。

今天，沒人會再轉開電視。

38 住客們的詩作。

柴可夫斯基音樂學院

一九九三年六月，莫斯科。

四年期間，我師事的是俄羅斯最偉大的老師們。

柴可夫斯基音樂學院是一間傳奇名校，這裡縈繞著許多著名作曲家的影子：格林卡、巴拉基列夫、林姆斯基—高沙可夫、蕭士塔高維契。鮑羅定四重奏團（Quatuor Borodine）的成員們不但是指導我四重奏與室內樂的大師，更成為我在莫斯科的家長、我的偶像。我的指導教授瑪莉娜．柴可芙思凱雅（Marina Tchaïkovskaïa）則是偉大的羅斯卓波維奇（Rostropovitch）的門生，她指導我大提琴。她極度崇敬羅斯卓波維奇，他於一九七六年逃離蘇聯，她每天都默默等候他回來。那些年間，每堂課我都聽見她用高亢的聲音反覆說道：「羅斯卓波維奇說，布拉姆斯〈E小調奏鳴曲〉演奏到第七拍時，第三指必須換把[39]兩次來演奏從mi到mi的八度音；羅斯卓波維奇說，行板樂章的結尾處，運弓的小指必須施更多力，但更重要的，是要壓低輕微顫音的幅度；羅斯卓波維奇說……」

羅斯卓波維奇變成了我的榜樣、我的大師，我在俄國這塊土地上的神，甚至是全宇宙的神。

我差點死在那裡。我不在乎寒冷、老鼠、商店的排隊隊伍，我只想盡全力學習、求進步。她對所有學生都採取實實在在的鐵血教育，將犧牲奉獻的敬業精神逼到極限，她以羞辱的方式摧毀學生，有時是小火慢灼、有時是大火狂燒，程度依她當天的心情而定，而她的心情無法預測。

「妳不懂演奏……妳根本一點都不會演奏。」

「妳連專業演奏是什麼都不知道……」

「反正妳什麼都不懂。」

她把我的內心挖出來，把我碎屍萬段，但同時她也教了我很多。我的進

39 在琴頸上移動手指以改變音高的演奏技巧。

步很驚人。我服從她的專橫暴虐。在溫柔環境中成長受教育的我，甘願忍受她在我心中引發的恐怖感，因為我終於遇見（至少我這樣認為）我從第一堂大提琴課開始，就一直尋尋覓覓的人物：真正懂大提琴的大師。

這樣的懂，是一種活生生的、充滿熱情的懂，它能在樂器和肉體之間建立關係，而姿勢技巧的技術細節能夠立刻得到富有表現力的回應。在這學習過程中，由於音樂與所謂的技術之間並無二元對立，因而像煉金術一樣創造了一種音樂律動，有意識地扎根於樂器的質地之中。

我崇拜她。她是我的偶像。她隨心所欲地塑造我、或將我擊碎。

很久以後，我才曉得，沒有愛的話，是不可能教學的。

第一年，我不斷哭泣。每一天，在許多課堂上，淚水在我的大提琴上流淌，流進琴身音箱的音孔中，在琴身面板的塗層留下蜿蜒曲折、帶著鹹味的白色痕跡。我深深體會自己多麼不完美。

「妳知道嗎，」她指著班上其他同學這樣說，他們全都坐在大沙發上，帶著好奇心聽我演奏，「妳知道他們花了多少時間練習這段從sol到la的換把技巧？」

我哭得悽慘，停不下來。

「十一年，」她大嚷，「十一年，每天好幾個小時。妳從來沒練過，妳以為妳這樣就能辦到嗎？」

她滿臉通紅，她讓我害怕。

我們的課從每週兩次變成每週三次。我不斷練習，毫不鬆懈。我每天反覆不斷練習同一條弦，練習到深夜，只為了能用流暢的姿態拉出既圓潤又平穩的完美音色。我竭盡全力直到超乎常理的程度，努力嫻熟如何放鬆右臂的力道；控制手指在指板上的衝擊力；分析我的輕微顫音當中，振幅、速度與按壓力道之間的關聯。我投身一場近乎發狂的追尋，追求和樂器合而為一，尋求一種只屬於我的藝術表現。

我審視、量測每一個動作、每一次呼吸、每一種感受。我熱愛如此。我承受很多痛苦。我變得有點瘋狂。一種比不如更不如的感受摧殘著我，彷彿內心深處長出一根荊棘，刺穿我的胸膛，我覺得自己幾乎可以因為達不到理想的完美而死去。

音樂芭蕾

比才《卡門》，〈哈巴內拉舞曲〉（Habanera）。

二〇一二年十二月，巴黎，柯利安花園安養院，阿萊西亞院區。

養老院窗前，高大橡樹的樹葉旋轉著緩緩落下。樹枝在風中光禿禿的，冬日已無聲無息地到來。

我們的演出預定時間是下午三點。養老院牆上已經貼滿海報好幾天。觀眾紛紛湧進一樓大廳：家屬、親友、看護。二樓的興奮之情已達到極點。今天的午睡時間比較短，因為他們必須化妝、換上戲服：每個人的頭上都插著一朵紅花、披著五顏六色的大件斗篷，每件都有我裝飾的白天鵝。

五年期間，圓桌前的彩排共計一百二十二次，公開演出則有九次。住客們結合各種藝術的創造，是天才之作。

「天空給大地的愛」，這是我們第一場公演的節目名稱。我們一同遊覽關於愛的曲目，從古諾〈聖母頌〉的白色天空，到比才《卡門》〈愛情是一隻自由的鳥兒〉的紫色大地。

一向緊閉的電梯大門，平常需要密碼才能通行，今天卻像芝麻開門一樣開啟，讓這些整裝待發的藝術家們一個接一個下樓。早已擠滿觀眾的大廳裡，看護們將輪椅排列成半圓形。

這場不可能的舞會，由大提琴的樂聲開啟序幕。很快地，歌唱家博熙華女士強而有力的歌聲蓋過琴聲，不自覺地引領其他人一同歌唱，包括那些嗓音顫抖的、結結巴巴的、聲音嘶啞的、輕聲囁語的，以及靜默無聲的。夏爾．古諾的〈聖母頌〉。怪異的齊唱。天空是白色的，充滿光輝。

五顏六色的絲布在空中揮舞，劃出優雅的軌跡——八名長期臥床的老人瘋狂舞動著，儘管身子仍癱在輪椅上。不動的身體展翅翱翔。他們乾癟凹陷的臉上，是洶湧澎湃的喜悅。這些藝術家看來像是迷途的天使，塊狀的翅膀在頭上旋轉。

看護們和住客一同起舞，再也分不清誰是誰的守護天使。

表演家凱詩勒女士開始朗誦詩句：莫里斯．卡雷姆（Maurice Carême）、波特萊爾、魏爾倫、韓波……她的聲音如此宏亮，她像是某個國度的女神與謬思，字句因她鼓舞而震顫著。

觀眾震驚不已。

正在朗誦的詩句當中，有時會突然冒出一句預料之外的台詞，奧利維女士笑得花枝亂顫，詩句跟著脫軌，轉為尖叫聲，天使們的合唱歌聲頓時迷途，散佚在模糊不清的呢喃細語之中。

我們練習了這麼多次，結果一切都脫稿演出。藝術家們什麼都忘了，節目演出的順序全亂，字句歡樂地逃逸，捲進透明的漩渦中。

歌劇女伶博熙華女士的詠嘆調戛然而止。她非常不悅，因為她的襯衫扣子沒扣好。觀眾等候著，開始不耐煩。就在此刻，賈佐女士突然伸出顫抖的手，以高超的技巧搖響上行音階的手搖鈴。她明明從未參與彩排。博熙華女士似乎因為這樣而放下一顆心，她忘掉扣子的事，拿起沙槌代替麥克風，再度引吭高歌。這齣戲氣勢磅礡地重新出發。

緹斯鴻女士不斷重複其他人說出的字，這些四下抓取的字詞，完美構成這場不可能的大合唱的低音部，她是無懈可擊的**常動曲**（Perpetuum Mobile）[40]。

勒梅特先生顯得很愜意，他以爵士樂的節奏搖擺。巴泰勒米女士則用雙手舞動聖桑的〈天鵝〉，她隨著大提琴的樂聲歌唱，用她變形的手指捕捉天鵝振翅的姿態，以天才之姿，模仿蔚藍天空的白點。至於四肢痲痺的胡賽瓦女士，平常彩排時她一向被安頓在隱蔽的角落，今天她的輪椅卻位在半圓形隊伍的正中央，她平躺著，看護已為她梳妝打扮。她被擺在正中央，是因為看護搞錯了。已經動彈不得兩年的她，左腳的腳趾竟隨著音樂打節拍，節奏完美契合比才《卡門》〈愛情是一隻自由的鳥兒〉的歌詞「愛是波希米亞的孩子」。

髮際插著一朵紅花，她是我們今天這齣戲的女王。

40 拉丁文，意指永恆的運動。這個詞在音樂領域指的是一首曲子的整體或部分段落連續呈現不斷流瀉的音符，通常極度快速，並維持相同的節奏。

轉捩點

二〇〇七年五月，巴黎十一區。

我和霍華坐在聖馬丁運河河畔一間咖啡館的露天座，兩人聊著這天發生的奇蹟。霍華用他那雙宛如深山湖泊的大眼睛盯著我看，十年前，在拉內拉格劇院的休息室裡，他也是用這雙眼睛探查我。

我註冊了圖爾（Tours）大學醫學院的藝術治療學程，卻不敢告訴他。為了攻讀這個學位，我必須解除那道近乎聖旨的禁令，也就是他親口說的：「千萬不要讀任何文獻、不要學習任何相關知識。」

「霍華，我想去讀書。」我用顫抖的聲音說。

霍華沉默了好久好久。然後他脫口這樣說，臉上毫無笑意：

「妳什麼都學不到，但妳會認識一些人。」

這並不全然是真的。但從某些角度來看，他說得很準。

進醫學院讀藝術治療，能讓我取得專業身分、發掘關於這份工作的新定義，學到方法論方面的新工具、策略與術語。我將思索如何為人類與藝術之間的關聯，建立種種可能的模型。但我最主要的活動，還是認識別人。

霍華說得沒錯。他似乎永遠不會說錯。我會認識許多醫生、醫護人員、病患。我將會重新邂逅孩提時期那份「信任的基礎」，那道流轉的喜樂，流轉於我房間與我摯愛母親的房間之間那道牆的喜樂。

如常的一日

阿爾比諾尼〈G小調慢板〉[41]。

二〇一三年一月，巴黎，柯利安花園安養院，阿萊西亞院區。養老院窗前那棵高大橡樹的落葉被掃成一堆又一堆，整齊排成一列，又被沁涼的風吹散，歡樂地。

狹窄的醫務室，位於建築物外面。醫護人員的交接會議。我坐在較隱蔽的角落。兩名看護坐在椅子上打盹，嘴巴微張。現在是午睡時間。

我和每週一樣，仔細抄寫醫護人員的交接紀錄[42]。胃悶悶地痛了起來。

L先生大吼了一整夜。整層樓都被他吵醒。他在兩小時前冷靜下來；

41 人稱「阿爾比諾尼的〈G小調慢板〉」（*Adagio d'Albinoni*）的這首慢板，極可能是音樂學家雷莫·賈佐托（Remo Giazotto，1910-1998）的作品，根據托瑪索·阿爾比諾尼（Tomaso Albinoni，1671-1751）一首奏鳴曲之若干片段而譜寫。

42 醫護人員交班時的情報說明，藉此確保病患或住客能持續接受妥善治療，得到更好的照顧。

P女士不斷走來走去。她進入其他住客的房間，並亂翻他們的衣櫃。她偷走S女士幾件襯衫，家屬提出抗議；

V女士從四天前開始不再進食；

M先生拒絕洗澡，他在照護過程中跌倒；

D女士停止一切動作。但她每天早上都想從窗戶跳下去；

L先生全身赤裸，在T女士的床上被發現；

B女士試圖用枕頭悶死她的貓；

L先生自從醫護人員對他使用清耳垢的產品之後，就聽不到了；

F女士被大夜班護士嚇壞了；

M女士稱呼所有人「老闆娘」；

B女士非常憂傷，但她的陪伴員更憂傷；

L先生有強烈的攻擊性。他會用拐杖打所有走太慢的住客；

我的鉛筆顫抖著。

T女士兩度用牙齒咬值夜班的看護，直到見血。

P女士希望兒子在聖誕夜娶老婆。

這串隊伍的主要人物，大多都是二樓的住客。二十一名失智住客，「太空」的藝術家們。我總覺得**住客**這個詞很奇怪。**失智**一詞更奇怪。

這天，我在小筆記本中，記下醫護人員的交接紀錄：

「G先生無法咬字。他已經沒辦法說『不』。現在，他只會說『好』、『好——』、『好——』。」

她和他

手風琴舞會的探戈舞曲。

二〇一三年二月，巴黎，柯利安花園安養院，阿萊西亞院區。

二〇八號房。二〇九號房。

他患有阿茲海默症，她因為帕金森氏症而引發腦神經退化疾病。他的認知能力嚴重退化，但身體機能非常好。她的頭腦很清楚，但身體完全癱瘓。他們一起住在養老院三樓，兩人房間緊鄰。他們已經結婚四十八年了。

她輕聲呢喃，要我演奏探戈、圓舞曲、西班牙狐步舞。手風琴舞會是他們的青春回憶。他牽著她的手，在她面前跳舞。她又哭又笑，因為覺得幸福。笑與淚並無差異。她隨著他一同「起舞」，儘管身子仍在功能異常完備的醫療椅上文風不動。琴聲一旦停下，她就用氣音呢喃「安可……安可……」。她感覺自己在復甦的回憶中飄揚飛舞，她費盡全力，用細膩的話語告訴我這件事。他很幸福。「這樣對問題很好。」他這樣說，並放聲大笑，一面用靈活的舞步向前方、向旁邊舞動。

她的雙眼是深邃的藍，像兩顆璀璨的藍寶石，鑲嵌在她水晶般的面容上。她的目光如此澄澈，像貴重的珠寶，充滿藍色的熱情。在她如玻璃般易碎的身體之中，是柔軟、廣袤的靈魂。

他後來習慣躺在床上聆聽，這樣更能享受音樂。他躺著跳舞的方式十分奇特。「好美，好棒，這裡感覺好好，」他輕撫自己的胸口說，「您讓我們好滿足。」他搓著自己的食指與拇指，搓了很久，像是要描述一種難以言喻的滋味。然後他看著妻子說：「這是另一個世界……我們嚐嚐。」

她眨了好幾次眼，藉此表示同意，並輕聲呢喃表達她的感激，那呢喃費了她好大力氣。她雙眼的寶石閃閃發光。她緊緊蜷縮的手指放鬆下來、安然擱在她身側，手掌微微敞開。某天，她幾乎成功伸直手臂。安養院的醫師為此寫了一份詳細的醫學報告，交給她的主治醫師。

一天夜裡，他去隔壁房間找她，但她不在。從此之後，他不停在三樓每條走廊找她，進每間房間找她、等她，日日夜夜皆是如此。她走得無聲無息，帶著雙眼的蔚藍光輝，走得遠遠的。他還想和她一起跳舞、一起「噹噹大提琴」，這是他的用語。幾週後，他的狀況遽然惡化。他抱怨自己什麼都聽不到，接著完全喪失聽覺。「我變聾了，」他揮舞長長的雙臂，對他遇見的每個人重複說道，「因為有人對我的耳朵大吼。告訴我，您有沒有看見我太太？」

醫學院

二〇一〇年十月，圖爾大學。

攻讀藝術治療文憑期間，關於我原本完全仰賴直覺來進行的醫療實踐，我認識了它的理論層面。我學到「藝術行動」[43]的機制與實驗記錄；我根據不同案例建立基本資料庫；我試著定義精確的觀察測驗項目：面部表情、眼神、注意力、專注程度、想像力、肢體配合度、記憶與運動機能等殘存能力的恢復、認知能力的甦醒、人際關係方面的影響。接下來，我嘗試評估這些項目的頻率與強度。我製作觀察病歷卡，悉心留意上面的病患觀察只能記載可見的、能夠量測的事實。我從來沒這樣工作過。我的藝術家靈魂在心中吶喊。但我奉

---

43 Richard Forestier, *Tout savoir sur l'art-thérapie*, Favre, 2012。本書作者認為，「藝術行動」指的並非藝術所創造的物件（作品），而是創作過程的時光，以及和病患建立的溝通。

行這些手續。我一點一滴吸收、消化這些數據。我必須研究許多理論案例，用我的分析工具與統計表，針對想像中的病患們探究並界定他們的衰退機制。我花費許多時間來量化統計挑眉動作或輕輕一笑，從中取得數據、做成圖表。我看著那些重疊交錯、精心計算並以顏色區別的曲線圖，真想讓霍華看看它們漂亮的形狀，他始終陪著中心那些孩子們。

我們可以一起歡笑，隨著這些曲線奇異的圖形翩翩起舞。

霍華，你說得沒錯，我絲毫沒有學到半點我早就曉得的重要知識。但是，你瞧，現在我變強了，我有能力推廣、引介我的經驗，我更懂得如何將我的經驗化作言詞、有憑有據地回答問題。我甚至有辦法讓那些心存懷疑的人們感到驚豔。而你從未質疑我。我的實踐擁有許多臨床證據，相關研究數據投影在大大的螢幕上。我受邀出席非常嚴肅的研討會。而我看見你的微笑，你以我為傲。因為你知道我做的事、我的作法、尤其是我從其中得到的快樂，始終未曾改變。

三樓的詩人

小約翰・史特勞斯（**Johann Strauss**）〈皇帝圓舞曲〉（*La Valse de l'Empereur*）。

二〇一三年三月，巴黎，柯利安花園安養院，阿萊西亞院區。

養老院窗前，高大橡樹的綠葉輕輕震顫。披上新衣宛如出席盛宴的偌大樹枝，像雙臂擁抱著一個隱形的朋友。每次它在風中搖曳時，我總會這樣想。

養老院三樓的走廊很長，牆上貼著檸檬黃色的壁紙，圖案是相互纏繞的巨大花朵，一點都不雅緻。

薇薙女士緊緊抓著她的助行器，踩著顫抖的小碎步緩緩前進。「把這些黑人給我趕出去！」她對眼前這些每天早上為她盥洗的看護大吼。薇薙女士很瘦小，臉很瘦削，駝背。她的病歷表寫著路易氏體老年失智症[44]。

44　神經退化疾病，主要症狀是認知障礙併發幻視。

「糟透了……糟透了……」她停下腳步，以小鳥般的眼神四下環顧。「救命啊！」她突然大叫。但沒人真的注意她。薇雍女士已經被禁止進入飯廳一星期，因為她在吃晚餐時，將叉子插進同桌吃飯的住客手臂。

這天，在醫護室的門前，我撞見她在哭。「我受不了了，我受不了了，我受不了了……」

我很愛將大提琴的琴腳矗立在原本不打算讓它矗立的地方。撞見這一幕的看護們，暫時放下手邊的辛勞工作。費盡九牛二虎之力，薇雍女士終於被安置在醫護室一張椅子上。

小約翰．史特勞斯〈皇帝圓舞曲〉。

她驚訝得眨眼。過了一會兒，她的啜泣平緩下來。她似乎甚至有點享受，一曲即將結束時，她開始鼓掌。

薇雍女士沒結婚、沒小孩，也沒有朋友。每週日她都等著哥哥來訪，但他從未出現。她唯一的財產，她的護身符、她的驕傲、她對抗世界的堡壘，是她的榮譽騎士勳章，那是瓦萊里．季斯卡．德斯坦[45]於一九七五年五月二十一日親手頒給她的。

每個星期一，當我進入她的房間時，她坐在床緣等著我，一面說「糟透了，糟透了」，過了一會兒，她會繼續說：「我要死了。」

小約翰．史特勞斯〈皇帝圓舞曲〉。巴哈〈吉格舞曲〉。〈馬賽曲〉。大提琴吟唱著它溫暖、飽滿、如泣如訴的樂聲。

我抄下她不斷重複的那些句子。隔週再度為她演奏時，我將這首詩送給她，詩句以優雅的字體印在白紙上，這首剛誕生的詩，是她的創作。

糟透了
糟透了
我不行了

可憐可憐我啊
我受不了了

45 譯註：瓦萊里．季斯卡．德斯坦（Valéry Giscard d'Estaing，1926-2020），法國前總統（1974-1981）。

結束了

可憐可憐我啊

完蛋了

我搞不清楚了

她啞口無言。然後她專注地重讀那首詩，抬眼看我，雙唇微微顫抖，說出一句絲毫不像她會說的話：「還不錯呢！」

隔週的詩，標題是〈憤怒是我的寶藏〉。

她依舊坐在床緣，沒注意看護從半掩的房門探頭觀望。看護有點擔憂，因為薇雍女士的怒吼聲突然消失了。

字句湧向薇雍女士，一點一滴，一週接著一週，在一個彷彿因為我而展開的神祕空間，透過〈皇帝圓舞曲〉、巴哈〈吉格舞曲〉、〈馬賽曲〉而出現的奧妙空間。宛如不知從山中何處湧出的泉水，潺潺小溪如此眾多，灌入山谷，將我們兩人濺得一身沁涼，讓人忍不住放聲大笑。

我的憤怒是啞巴
因為我無權說話
我的憤怒飛不走
因為它太沉重。
我不能帶它進飯廳
因為大家討厭我。
我不能分享它
因為我被驅離了。

我的憤怒是深藍色。
像針一樣尖。
我的憤怒聞起來像喝剩的湯。
我的憤怒很飢餓。
我的憤怒是啞巴。
我不願留它在門外

怕別人搶走它。

或許我可以埋掉它
埋進一個洞裡。
洞不要太深
土不要太鬆
就可以再挖出來
若有需要
若有需要……
就可以再挖出來
並且轉賣它
若有需要
若有需要。

〈皇帝圓舞曲〉、巴哈〈吉格舞曲〉、〈馬賽曲〉。我在音樂暫歇時，聽寫她說出的句子，唸給她聽，然後再度唸給她聽。她專心聆聽，因自己而驚異。她揭露了她自己。我的存在讓她的存在得到認可，讓她的話語活了起來，話語被寫下，成為字句，在白紙堆砌的山隘微微顫動。

再過不久，她心中早已躍躍欲試的表現力，就有了釋放的可能。

〈馬賽曲〉。

《一生》一書

二〇一三年四月，巴黎，柯利安花園安養院，阿萊西亞院區。

這天早上，養老院窗前的高大橡樹被切斷兩截樹枝，發出驚人巨響。接待處的人向我解釋，這兩截樹枝會對住客造成威脅。它們橫擺在庭園裡，像挑籤遊戲的木籤（Mikado）的巨大版。

這天，我們決定一起寫她的自傳。

最初的訪談非常辛苦，薇雍女士絲毫不記得任何回憶。儘管她**絞盡腦汁**，依舊什麼都想不起來。

〈皇帝圓舞曲〉、巴哈〈吉格舞曲〉、〈馬賽曲〉。

她靜靜聆聽，直視前方，什麼都不說。接著出現一個短暫的動作，同樣的動作，如瞳孔輕微一動。她的雙眼漸漸有了活力。她從不打斷我的演奏，但在一曲結束之際，她用帶著鼻音的聲音說：「等一下，我想到一件事。」

在她沉睡的記憶中，浮現一些支離破碎的片段。大提琴的樂聲召喚她的回憶，一樁接一樁。往事像五顏六色的肥皂泡沫一一湧現，浮出水面。

有時，聲音能夠探進隱蔽的角落，從中挖掘一些原以為已經褪色、已被淹沒的過往。在和弦與和弦的空檔之中，湧現轉瞬即逝的光。因為病痛而被逐出自己身體的奇怪感受，逐漸減輕。薇雍女士不曉得如何確切回溯她一生的過程，但隨著我們見面的次數增加，我們將她願意透露的片段整合為一個故事。誕生於奧弗涅區（Auvergne）康塔爾省（Cantal）的偏鄉村莊；雙親都是小學教師的童年；「上」巴黎求學；考上巴黎政治學院（Sciences Po）；剛開始工作時的幾個職務；在教育部擔任高級官員；前往玻里尼西亞公務旅行，執行德布雷法案[46]的海外落實計畫。一九七八年，當時的教育部長克里斯蒂安·貝拉克（Christian Beullac）前往雅加達一帶訪問，身為祕書的薇雍女士一同隨行，小飛機遇上亂流，所有乘客都嚇壞了，緊緊抓住扶手，教育部長則傾身對

46 譯註：一九五九年通過的德布雷法案（la loi Debré）是法國重要的教育法之一，規定私校若接受國家補助，其授課內容必須與公立學校一致。

她說：「別擔心，國家會為您舉行國葬。」她每次都不厭其煩地重複這段往事，以一種不可思議的方式為之動容，像一陣輕盈的風吹開雲朵那樣，吹散她眼中的幽暗。

八個月期間，我記錄她所有回憶。她的書很有進展，我們開始找圖。她的雙手和雙腿已喪失所有氣力，但她對每件事都有意見：這裡不能有句號，那邊應該加逗號；她誕生的村莊那張照片，千萬要對齊正中央。雞蛋花項鍊的顏色太淡。我們不能趁機換張圖嗎？她以驚人的專注力修改我每週交給她的草稿，一絲不苟地編排版面，並選擇封面照片：從聖吉拉姆街拍攝的巴黎政治學院。

裝訂方式、書籍尺寸、章節數，還有字體大小與紙張種類，這些都是我們花費許多時間討論的主題。書名《一生》（*Une vie*）讓她擔憂：「希望**他們**不要批評我們抄襲莫泊桑或西蒙娜・韋伊（Simone Veil）。」薇薙女士讀過不少書。

「這本書說不定可以拿來賣？」有天，她這樣向我提議。但她隨即又說：

「五歐元……不能超過這價格。」

大功告成時，她直挺挺坐在輪椅上，每個看護看到了都稱讚她。她對四周投以含蓄的微笑，像正式出巡的英國女王。這本書的公開發表日期訂在二〇一四年五月二十五日，我們必須準備講稿、確定麥克風沒問題、選擇發表會的服裝。薇薤女士的衣櫥裡只有一件小禮服——「香奈兒黑色小洋裝」，她上次穿它，是榮譽騎士勳章的贈獎典禮，那已經是四十年前的事了。她斷然拒絕讓人洗它，因為她很怕「傭人會弄壞它」。

經過十個月的準備，終於來到新書發表會這天，薇薤女士因為太感動而唸不出半句講稿。觀眾其實不太專心。餐車從後方經過好幾次，發出轟隆巨響。不到幾分鐘，《一生》就在一片喧嘩當中銷售一空。

薇薤女士整個人都變年輕了，她因為自豪而容光煥發。當晚，她的懲罰被撤銷，她又再度得以進入住客們用餐的飯廳。她不會再用叉子攻擊同桌的人，因為現在「他們知道她是誰了」。她這樣保證。儘管她的書只有五章而且沒有什麼祕辛，儘管有些人「不知道榮譽騎士勳章是什麼」，這都無關緊要。身為這個故事的主角與作者，她不僅變回另一個人，一個有故事可說的人，她還穿越了失智症導致的混沌無序，著手述說一個不可思議的故事。

她內心深處湧現一股動力，她重新建構一條循序進展的主線，讓它再度生生不息。她重新掌握了自己人生的動向。

《一生》一書，擺在她床頭櫃的顯眼處，成為她房裡唯一的物件。她一臉饜足地凝視它，經常移動它，有時也會把它藏起來，因為怕被別人偷走。每天兩次，當她踩著小碎步前往飯廳時，她會帶著它，將它放在一個小包包裡，掛在助行器上。她的書是一個可靠的朋友，溫柔地牽著她的手，帶她走過檸檬黃色壁紙的走廊，引她踏進通往飯廳的電梯。夜裡，它在沒有星星的孤寂中陪伴她，在她身旁安慰她。

寫作

一九七九年，巴黎第十六區，威爾遜總統大道。

我用家裡的電話撥打這家知名出版社的號碼，電話的撥號盤發出輕微的嘎吱聲。

「喂，您好，請問是伽利瑪出版社（Éditions Gallimard）嗎？」

話筒另一端的人很有禮貌地轉接別的部門、再轉接別的部門。經過一段我覺得非常漫長的等候之後，我聽見對方這樣說：

「小姐，請問您幾歲？……啊……這樣啊……請將您的稿子寄過來。別忘記附上大綱。我們很感興趣。」我高興得在公寓裡四處跳躍，停不下來。

我十二歲，剛寫完我的第一本小說。我日夜不停地寫，用的是我外婆的老舊打字機。外婆來自美國，是個詩人。這台機器會一面發出吵雜的噪音，一面用纖細的鐵爪拋出一個又一個字母。黑色墨水的色帶磨損了，某些字母的大寫會在這顛簸跳動的舞蹈中戳破白紙。我一早醒來就寫、放學一回家就寫、只要有時間就寫。我用寫作填滿生命，直到頭暈目眩。我喜歡與文字為伍。我心中彷彿有一座火山，它因寫作而幸福。我的小說書名是《克菈麗絲》（*Clarisse*），講一個盲眼女孩重獲光明的故事。相較於黑夜，我更熱愛光明。

當時，相較於大提琴飽滿、溫暖、如泣如訴的樂聲，我更熱愛文字的寂靜。

然而，幾十年後，卻是這大提琴的琴音帶我重返寫作之路。寫作的動作融進肉身、轉化思想，將它帶至超越其自身之處，伴隨著它屬於黑夜與寂靜的那一部分，揉合種種邂逅帶來的光明。

伽利瑪出版社要求我附上的大綱，我始終寫不出來。

所以，我的小說從未寄出。

榮譽騎士勳章：展覽

巴哈〈第二號無伴奏大提琴組曲〉，〈吉格舞曲〉。

二〇一四年七月，巴黎，柯利安花園安養院，阿萊西亞院區。

養老院窗前那棵高大橡樹的樹蔭已穿上夏日洋裝，由炙熱絲綢與暴風雨織就而成。

《一生》正式發表之後，我和薇雍女士仍定期會面。曲目固定不變。〈皇帝圓舞曲〉、巴哈〈吉格舞曲〉、〈馬賽曲〉。沒有別的。既是儀式也是回憶，關於第一次的撫慰、第一次的勝利。

薇雍女士一輩子都沒拿過畫筆。然而，初夏時節，她從作家變成畫家。每個星期一，畫架，畫筆，調色板。一條一條油畫顏料佔據她的床頭桌。我們兩人手牽著手，耐心地在畫布上用鉛筆描繪草稿：一枚榮譽騎士勳章。我們畫的是**她的**榮譽騎士勳章。她的護身符、她的驕傲、她對抗世界的堡壘，我們賦予它形狀，為它塗上顏色。白色的五角星，綠色的月桂葉，胭脂紅色的緞帶皺褶，金色臉龐的瑪麗安娜頭像。黑色的背景，閃亮的勳章。

每次會面結束時，薇雍女士都會哭泣。我的離去宛如一種決裂。惱怒的臉，嘆息。咒罵再度浮現她的唇邊。

一年後，薇雍女士再度穿上她的香奈兒小洋裝。畫展的開幕式聚集許多訪客，將一樓大廳擠得滿滿的。這場展覽只有一幅畫作。薇雍女士光彩奪目。

開幕式結束後，鑲嵌在鍍金畫框裡的徽章畫作，仍繼續在牆上掛了一陣子。有時候，住客家屬或訪客們會瞄它幾眼。之後我們將它釘在她房間的牆上，正對她的床。「好美。」她只這樣說。

音樂傳承

二〇一五年九月，聖日耳曼昂萊，省立克勞德·德布西音樂學院（conservatoire à rayonnement départemental Claude-Debussy）。

麥辛九歲。他站在我面前，雙手緊握大提琴，身子緊緊貼住它。他來我任教的這間學校參加入學考試，剛在我面前演奏完兩首曲子。今年有很多年輕孩子報考，而我知道我不會收他當學生。他已經學了一年大提琴，他的演奏有太多技術瑕疵，而我打從心底希望能收一些更年輕的學生，從頭培養。我問了他一些關於學習歷程的問題，然後感謝他今天來這裡。他正準備離開時，我不知哪來一股衝動，問了他最後一個問題：「你想成為怎樣的大提琴手？」他微笑。他的臉閃閃發光。

「我？我想要像羅斯卓波維奇那樣演奏。」

不到一秒鐘，麥辛就成為我的學生。

麥辛是一株永不停止成長的幼苗，充滿發展性與夢想。他才華洋溢，短短四年就學會大多數人花十二年還不一定能學會的事。他從不因為這樣就洋洋得意。他練得很勤，什麼都無法改變他練琴時的喜悅。他感覺不到時間流逝，連續三小時沒有休息時間的課，他覺得頂多十分鐘而已。他對疲憊毫無感受，儘管有時他真的很累。他進步驚人，像色彩繽紛的歡愉花瓣，盛開一週又一週。他的進步，無關技術成就，也無關炫技。

不到五週，他就矯正了他的演奏姿勢。三個月後，他公開演奏一些簡單的曲目，琴音飽滿、溫暖、如泣如訴，預告他即將成熟，練就深刻動人的和諧音色。四年後，他成為一名大提琴家，每次參加國內外比賽都凱旋而歸。他的榜樣、他唯一的神，是羅斯卓波維奇。我知道如何告訴他羅斯卓波維奇認為應該如何演奏——至少某些曲目是如此。我的莫斯科歲月，滿滿都是羅斯卓波維奇。不過，在這份傳承中，我在俄國承受的那些痛苦——關係暴力、恐懼、羞辱等等，並未出現在我對麥辛的教學中。你想敘述什麼、想傳達什麼？你如何達到你的目的？你要採取什麼途徑？

我教他如何和樂器成為好友，和樂器合而為一，感受它每一次振動。我教他呼吸；教他擴展四周空間，將聲音投擲出去；教他將每個動作都轉化為音樂的心醉神馳。我讓他愛上單純的音階、愛上閃亮而美味的琵音，就像愛上經典樂曲一樣。每次研究新曲目，他都狂喜不已，每一首新的奏鳴曲，都是我們共同探勘的新大陸。他夢想新的協奏曲，那宛如遙遠的島嶼，而我們總比預料中提前抵達。在這場建設工程中，是歡樂讓我們聚在一起，它連結形式與本質、目標與路徑、大地與天空。毫不鬆懈的練習，不帶苦痛，但亦有艱難之處，懷抱著對於學習的渴求與初心，冀求一份能夠輝耀他人的美好。

莫斯科因為他而重新活了過來，閃閃發光。

四季畫家

蓋歐格・弗里德里希・韓德爾（Georg Friedrich Haendel）〈讓我哭泣吧〉（*Lascia ch'io pianga*）[47]。

二〇一五年四月，巴黎，柯利安花園安養院，阿萊西亞院區。

養老院窗前那棵高大橡樹的樹葉孜孜不倦地誕生、生活、死亡，而後再度誕生，毫不在意大道的喧囂。

「我需要有人推我一把，或許您能幫我？」柏杰先生在我們剛開始畫圖時這樣說。這位充滿魅力的男性年輕時是眼部外科醫生，他得了血管性失智症[48]。他房裡的大窗戶，正對著橡樹的巨大樹枝。我們一起深入觀察這棵像朋友一樣從中庭凝視我們的樹，隨著季節嬗變，和它一起航行。我們第一次畫它

47 *Laissez-moi pleurer.*

48 這種失智症的症狀與阿茲海默症極為相似，尤其是記憶障礙、做出錯誤決定、無法規劃事情。

時是冬季，黑色的樹枝、曲折的形狀。春天為它披上嫩綠的新衣，柏杰先生滿心感激。「叫我太太買很多綠色給我！」他一見我進門，就這樣對我嚷著，「現在要用的淺綠色，還有以後要用的深綠色。」

當我準備離去時，他說：「我不敢告訴您，我很希望您更常過來……您是讓我復活的力量，您踹我一腳讓我行動……您照亮了我。」

溽暑結束之後，我們的畫筆蘸滿紅色與金色，我們再度花好幾週時間，在凹凸不平的畫布上描繪紅葉翩翩飛舞；我們默默看著風，看它搖動橡樹的群葉。「我想畫風。」有一天，他對我說，「我想讓看不見的事物在我的畫布上**變得可見**。我們試試？」

韓德爾的〈讓我哭泣吧〉。音樂像熊熊大火撼動了他。「我心中有深深的共鳴，我必須懂得傾聽。」於是他閉上雙眼，並繼續說：「像電流一樣。我並不打算講大道理、大做文章，您知道的，我只是試著去感受這道觸動我的振動。每一次，我都透過肌肉學到了什麼。我的感覺振動著。我的深層部位動了起來、顯露出來，像無聲的回音。」

內心深處，我默默感謝這位老先生，這位充滿智慧的友人，他用比任何人都更確切的言詞，說出了我的感受，那是我一直以來的預感，它帶領我走向其他人、走向他。走向我自己。

心懷信任。

流轉的喜樂。

地鐵上

二〇〇一年五月，巴黎地鐵五號線的車廂裡。

「妳不覺得他們看起來怪怪的嗎？」

我花了一點時間，才聽懂霍華指的是車廂裡的乘客們。我們剛離開亞當．謝爾頓中心。賈梅爾抓傷了霍華的額頭、臉頰、右眼瞼。霍華看起來彷彿剛化好舞台妝，準備粉墨登場。我看著精疲力盡的下班人潮。

霍華若有所思。

「如果哪天我出了什麼問題，」他的口吻彷彿上一句話就應該接這句話，「我會希望妳來為我演奏。」

霍華就是會說出一些出乎意料、難以理解的話。

故事的女主角

舒伯特〈降E大調第二號鋼琴三重奏〉，行板樂章。
發展部。

二〇一五年五月，巴黎，柯利安花園安養院，阿萊西亞院區。

凱詩勒女士變衰弱了。她不再從輪椅上站起來。她日日夜夜都在呻吟。她吟詩的嗓音不再宏亮，她的朗誦變調了。幾個月後，她失去讀詩的能力，儘管我已經為她把字體列印得很大。某天開始，她變得只講德語，沒有人知道為什麼。

儘管如此，每當大提琴開始吟唱時，她仍舊因為喜悅而渾身顫抖，從頭到腳。在這個春日午後，我看見她和圓桌的夥伴們坐在一起，她哭得激動，說不出半句話。

於是，我向所有人說起一個故事。**舒伯特療癒計畫**的故事。故事是這樣開始的：「從前從前，有一位凱詩勒女士，她是一名偉大的女士、很棒的藝術家，但她每天都必須忍受很多痛苦。有一天，一支大提琴為她演奏舒伯特〈降E大調第二號鋼琴三重奏〉的行板樂章，她的疼痛因此奇蹟似地緩和下來。」我鉅細靡遺地回顧「太空」第一次療癒的場景；後來在聖裴琳醫院進行的臨床研究；媒體紛紛報導這項所謂無須用藥的新作法；它在法國、西班牙、瑞士、加拿大、日本與以色列等醫學研討會贏得的名望。凱詩勒女士坐在輪椅中文風不動，儘管疼痛與焦慮讓她疲憊不堪，她似乎還是從我的故事中獲得了巨大的驕傲。圓桌前的其他人也豎耳傾聽，很多人聽不懂，但多數人都開始鼓掌，他們心中充滿同樣的喜悅，儘管有點迷茫，他們知道她已成為一個故事的女主角，而這個故事多少也是他們的故事。

新位置

二〇一一年一月，聖裴琳醫院，安寧照護部門。

尚—馬希．戈馬醫師（Dr. Jean-Marie Gomas）是一位極富創造力，並且常年挺身為病患爭取權益的醫生。我們第一次見面時，他立刻就毫無保留地信任我。他很歡迎我的計畫，我將在他的部門演奏以醫療為目的的音樂。

一九九五年，他在這間專研老年病學的公立醫院創立安寧照護部門。多年來，他主導並發展這個重要部門。尚—馬希常常提醒大家：「這裡的服務對象，是十八歲至一百二十歲的成年人。」

他連一秒都沒懷疑過。他相信音樂能在他的醫療團隊中發揮力量，他已經等了好些年，等待遇見一位「藝術治療師」，讓他或她確切落實自己對於臨終病患的期望。

我向他提議的做法，能提升病患的整體經驗之價值感，方法是觸動病患身上屬於人性的重要部位：藝術感受性、創造力、想像力。這個計畫讓他激奮不已。隔天他就開始安排時間表，讓我得以接觸他的病患。他像獅子一樣捍衛我的計畫，說服病患、家屬、醫療團隊成員、醫院同仁、高層主管。他很正直也很慷慨，從不畏懼說出自己的想法。他懂得如何說服別人，也懂得傾聽。

我在這裡實習的六個月，是在圖爾大學醫學院攻讀藝術治療文憑的課程要求。實習結束後，尚—馬希向他創建的協會提議，提供支援讓他的醫療團隊雇用我每週回來工作一次，好繼續我的研究。

沒多久，我就進入醫學會議與科學期刊發表的領域。

霍華禁止我閱讀相關資訊，尚—馬希則鼓勵我投身研究。

霍華重視直覺，尚—馬希鼓勵我用理性分析。

來到安寧照護部門一年半之後，我出席一場巴黎醫學研討會[49]，報告了我以醫療為目的，為病患們演奏的成果。這是我第一次在由醫師與醫護人員組成的觀眾面前談話，透過大提琴的樂聲，醫界人士的激動之情顯而易見。

---

49 病患照顧陪伴研究與培訓中心（Centre d'études et de formation sur l'accompagnement des malades）於二〇一二年舉辦之「第二屆『疼痛與失智』研討日」（2e Journée «Douleurs et Démences»）。

這是我的轉捩點。

「您一定要回來繼續舒伯特療癒。」最初那位幫凱詩勒女士包紮而見證奇蹟的護士這樣說。

我繼續了一百一十二次。

在聖裴琳醫院的安寧照護部門，大提琴演奏的舒伯特〈降E大調第二號鋼琴三重奏〉行板樂章，陪伴了一百一十二次充滿痛苦的治療：除了身體清潔，還有癌症傷口的包紮、口腔的清潔、充滿疼痛的復健、靜脈穿刺與腹水穿刺。

舒伯特療癒計畫使我真正進入醫療領域。

我感覺自己找到了最適合的位置。

羅伊先生的靜脈穿刺

巴哈〈詠嘆調〉。

二〇一三年三月，巴黎，聖裴琳醫院。

安寧照護部門的四一〇號病房很寬敞、很明亮，從房裡可以看到庭園。

這天是三月二十九日。下午三點整，我在離房門不遠的病房一角坐下。羅伊先生是前一天住進來的，他七十四歲，結腸癌已四處轉移。他嚴重貧血，有認知障礙。噎到的時候，他會暫停呼吸。前一天他處於「無法戳針」的狀態，因為他不斷揮舞手臂。他嚇得大叫，拼命掙扎。他的靜脈因多次穿刺而不堪負荷，靜脈抽血因此未能成功。

羅伊先生躺在床上，儘管臉上表情顯然很焦慮，他還是從旁觀察我，似乎多少有點驚訝。他說好。是的，他熱愛音樂。什麼？這支大提琴製造於十八世紀？說實話，他還真的沒見過這麼古老的樂器。護士們開始準備醫療器材。

我以舒伯特開場，〈降E大調第二號鋼琴三重奏〉行板樂章。大提琴溫暖、飽滿、如泣如訴的樂聲振動房內每個角落。一名護理人員開始低聲哼唱。她調整針頭，輕柔地碰觸羅伊先生緊繃的手臂。舒伯特的樂音持續，旋律在低音中沉潛幾拍，如海浪捲動。護士將針筒湊近滿是瘀青的手臂。當她以精準的姿勢將針尖刺進去時，舒伯特以柔軟的音調高低起伏，再度邁向高音。羅伊先生並未像前一天一樣尖叫，反而隨著音樂唱了起來，並開始用右手指揮。護士們互看一眼，笑出聲來。鮮血快速流入小管子。羅伊先生變身成為靈思泉湧的樂隊指揮，他用大幅度的動作引導我的大提琴，也就是他的樂隊。他的表情很放鬆，雙眼發亮。

羅伊先生放聲歌唱，因為唱得太大聲，甚至讓一名看護擔心得從走廊開門窺看。靜脈穿刺已經結束，但他仍繼續指揮。「結束囉，羅伊先生。」想像的指揮棒停在空中。「哦，這樣啊。」他現在才發現這件事。「哎呀，今天就像是把信放進郵筒一樣順利。」護士們一面收拾器材一面微笑，甚至輕微地左右搖擺。羅伊先生非常欣喜。他表達這件事的口吻很嚴肅，而他的講法非常細膩：「這音樂有魔力。不只心被觸動，連靈魂都被打動。疼痛就這樣突然消失了。」

他是**舒伯特療癒計畫**臨床研究的第一號案例：安寧照護機構實施會引發疼痛的醫療行為時，以感官刺激作為對策。

臨床研究

二〇一三年四月，我們開始實施一項臨床研究，由整個醫療團隊一同執行。主要醫療目標是減輕患者的疼痛與焦慮，執行時機不僅只是會引發疼痛的醫療行為，亦包括疼痛高峰期。研究名稱當然是**舒伯特療癒計畫**。最初的目標，是以三年的時間，執行兩百次**舒伯特療癒**。

這項研究針對兩種情況進行比較：一種是有大提琴伴奏的醫療措施；另一種是前一天或隔天的同樣措施，但沒有大提琴伴奏，藉此觀察現場演奏音樂的感官刺激對策如何產生正面影響，層面不僅侷限於醫療行為是否順利進行、病患的疼痛與焦慮，亦包括醫護人員與家屬的心理層面影響之改善。

我在大學學到的知識，讓我受益良多。生平第一次，我在直覺行動與理論實踐之間建立連結。我一頭鑽進研究。我手中有不少工具，能夠嘗試評估病患的症狀有多少改善的可能，而促發改善的原因，我有預感，是本質上無法測量、難以言喻的事物。

所有背景因素與研究方法都詳細列入考量：病患的基本資料與疾病名稱、認知障礙、視力或聽力是否退化、語言能力的配合度、鎮靜劑與精神藥物對於溝通方面的影響、醒覺狀態與能夠溝通的程度[50]、醫療行動的治療模式、術前的投藥、在場的醫護人員人數、醫療行動的時間長短、病患的藝術喜好，以及依此調整的演奏曲目。

在國家疼痛防治資源中心（Centre national de ressources contre la douleur）的支援之下，我們設置了**舒伯特療癒計畫**專屬的觀察表格，詳細記載各種臨床參考因素，並觀察比較執行之前、當下、之後的不同。這項觀察表不僅是紀錄，也能藉此評估收集的資料。該系統是一套質化、嚴密、精細的完整記錄。

尚—馬希聯絡不同機構，尋求贊助，好讓這項研究得以落實並持續下去。親身體驗並深受觸動的病患家屬們，也會捐錢讓組織持續下去。我完全投入這個結合不同領域專家的團隊，和醫護人員並肩作戰，每週都為這部門的所有病患服務。

50 魯德金指數等級量表（Les degrés Rudkin）：用來分析病患清醒程度的量表，能讓醫護人員以迅速而精準的方式，彼此傳達病人清醒的程度，以及能夠溝通的程度。

莫瑞提女士的身體清潔

格魯克（Gluck）歌劇《奧菲歐與尤麗迪絲》（*Orphée et Eurydice*）的歌曲。

二〇一三年五月十七日，巴黎，聖裴琳醫院。

莫瑞提女士七十八歲，她的癌症已經轉移。前一天剛被轉至安寧病房的她很疼痛、很不舒服，對任何要求都毫無反應。

我坐在醫護室中，出席醫護人員的交接會議。護士們向團隊表示，她們幫莫瑞提太太清潔身體時，沒辦法讓躺在床上的她翻身，因為她的四肢僵硬不動。醫生立刻決定增加她的嗎啡劑量，並在清潔之前注射鎮靜劑，劑量依治療模式漸進調整。會議還沒結束，她的疼痛就因此緩解了。

交接會議於每天白日舉行，每週四我都會參加。這場會議至關重要，眾人彼此傾聽、分享資訊，討論接下來將會採取的策略。我很快就發現，除了安寧照護部門之外，其他部門幾乎不會這樣每天讓醫生與護理師們一同開會。尚—

馬希非常堅持這份「受到保障」、「宛如儀式」的時光，認為它能確保團隊確實成長，並思索每個病患的需求。

進入四〇四號病房坐下時，我在護士們的白袍後方看見莫瑞提女士瘦削憔悴的臉，儘管已經用藥，她的臉依舊因為疼痛與恐懼疼痛而皺成一團。當我開始演奏時，護士們剛擺好盛裝溫水的水盆，準備為她清潔身體。開場音樂是向凱詩勒女士致敬的舒伯特。接下來是格魯克的歌曲，歌劇《奧菲歐與尤麗迪絲》的片段。一種脆弱的共鳴。肉眼看不見的輕撫。這天，大提琴的樂聲也幫助療程順利進行。莫瑞提女士僵硬扭曲的手指漸漸放鬆下來，一根接一根緩緩伸直，沒多久，她的雙手便完全放鬆地擱在身旁兩側。她的雙腳也在白色床單下伸展開來，像一朵盛開的睡蓮，朝著太陽伸展花瓣。

她的面部表情變得和緩。額前深深的皺紋變淺了，像浪濤撫平細沙。莫瑞提女士睜開雙眼好幾次，讓明亮的光線照耀她。疼痛暫時放過了她。她無法以言語表達，但她全身上下都宣告這件事。她身上肌肉的放鬆程度是很驚人的。

護士們向那天早上在場的兩名醫師敘述這場由大提琴伴奏的身體清潔：「病人在清潔過程中微笑好幾次，並且睜開眼睛四次。看得出來她很喜歡音樂。她全身都放鬆下來，雙臂放鬆的程度更是不可思議。和前一天有天壤之別。」

她們也在觀察紀錄表中，這樣描述她們自己的感受：「我們更能專注於手上的工作。也更加愉快。一種和諧感將我們連結在一起。」

這是**舒伯特療癒計畫**的第二號案例。

研究

我們的研究很有進展。二〇一三年秋，我們為觀察記錄表添加更詳細的臨床參考因素，包括治療之前、期間與之後的指標。新的紀錄表納入數種不同的痛苦指數量表[51]、呼吸頻率、胸腔擴張、眼神的表示、表情、身體動作、透露病患疼痛的姿勢變化[52]、肌肉放鬆等因素。此外，也加上該次治療的整體描述，以及患者與醫護人員的情緒感受。每次治療結束後，無論剛才有沒有大提琴伴奏，護士們都必須填這張表，這為她們增加了額外的工作。每一場**舒伯特療癒**，她們都必須事先準備，用不同以往的方式籌備她們的工作。

51 包括簡化版的行為量表（échelle comportementale simplifiée, ECS）與簡化版的口語表達量表（échelle verbale simplifiée, EVS）。

52 意指不自然的身體姿勢，能透露病患沒說出口的疼痛。

對此，每個護士感受不同。事實上，只有一名護士強烈反對，並一度澆熄了整個團隊的幹勁。另外一些雖然不反對這項計畫，卻下意識認為這代表她們很失敗、代表病人無法只仰賴她們的專業能力。還有一些時候，症狀的改善並不顯著，病患對音樂毫無反應，於是「減輕病人負荷」仍舊是屬於護士的任務。

隨著時光流逝，醫療團隊有所變化。我也是。大家漸漸習慣將大提琴伴奏納入療程規畫的一部分。**舒伯特療癒計畫**這項研究的未來發展充滿各種可能性，它是一種非隨機的對照試驗[53]。這項非用藥的作法能夠有效鎮痛，儘管有其限制與統計偏差，但其效力已確實經由嚴謹的科學分析證實。這項研究的成果已數度於醫學會議發表，包括法國、瑞士、西班牙、加拿大、日本、以色列。

最重要的是，疼痛醫療行為有大提琴伴隨的日子裡，安寧照護部門總是洋溢喜樂。正如護士們所言，「週四比較不會吵架。」

53 隨機試驗（étude randomisée）將某療法與其他療法、不採用任何療法、採用安慰劑等情形進行對照比較。

護理師們一致同意，病患因為其治療行為而導致的疼痛，的確會在有音樂時減輕。某種事物分擔了護理師的重擔，儘管與醫護專業沒有直接關聯，它卻深深打開他們的眼界，並將他們的情緒感受納入考量。他們全都表示自己對於病患的人性感受更深。他們說自己照顧病人的動作更加輕柔、心情更加平靜。他們大幅強化了表達自己感受的能力，也尋獲「更多勇氣，能夠勇敢做自己」。[54]

一開始，音樂在病房中顯得像是不請自來的擅闖者。但它什麼都不破壞、什麼都不毀損，它永遠不會冒犯人。它就這樣溜進屬於醫療的場域，在泡沫水盆、手套、針筒、鉗子、紗布構成的宇宙中找到自己的位置。它很單純，每次面貌都不同，卻又永遠相同。無論這音樂的名稱是阿爾比諾尼的〈G小調慢板〉或喬・達辛（Joe Dassin）的〈寒冬前的短暫暖秋〉（*L'Été indien*），

54 Dr Marine Mignot, «Étude de l'influence de la musicothérapie sur le personnel infirmier lors d'un soin douloureux en unité de soins palliatifs», université de Nantes, UFR de médecine et techniques médicales, 2017-2018.

無論這歌曲是〈我的意第緒媽媽〉（*My Yiddishe Momme*）或是來自家鄉的阿拉伯歌曲，現場演奏的音樂讓緊閉的雙眼微微睜開幾秒鐘，讓原本因為疼痛而緊繃扭曲的雙手放鬆下來。有時音樂讓人們眼中重新有了光，使笑容綻放、讓淚水流淌，甚至連失去意識時都是如此。現場音樂讓垂危病患唱起歌、跳起舞，讓一旁的醫護人員也一同共舞。

音樂開啟每一扇心扉。

疼痛的治療過程，以及現場音樂

這些年來，**舒伯特療癒計畫**陪伴了形形色色的醫護療程。有些很順利、很輕鬆，有些很肅穆、很難熬，但幾乎都能舒緩並安撫病患、家屬與醫護人員。

譬如四〇九號房，D先生的腹水穿刺[55]。他在穿刺同時唱著克勞克勞作曲的〈我自己的路〉（*My Way*），護士們也和他一起合唱。

And now
The end is near
And so I face

55　腹膜腔的積液，需藉由穿刺讓液體排出，以緩和病患的不適。

The final curtain[56]

這天早上，他脹得圓滾滾、彷彿即將爆炸的肚子，在腹水抽空的同時放鬆下來，毫不疼痛。我那把義大利製造的一七四九年份大提琴，也加入他們的合唱。它的心弦肺腑都在微笑。

「有些日子還是值得的……還是有些事情能讓人堅持下去。」治療結束時，他這樣說。

我於是領悟，所有音樂都是好音樂，都是美妙的音樂。

譬如四〇七號房，S女士的傷口包紮。她腿部腫瘤的傷口又深又廣，肌肉已經壞死，護士很氣餒，敷上傷口的紗布一片接一片消失在腐爛的傷口裡。當我演奏〈我親愛的〉（*L'Aziza*）的時候，我也立刻氣餒了。這是我來到安寧照護部門之後首度氣餒。

---

56 「如今，結局已近，於是我必須面對，最後一幕。」

我於是體認自己和醫護人員之間的緊密連結，體認我的脆弱、我的極限。

譬如四一〇號房，幫D女士洗頭洗澡的時候。她是肌萎縮性側索硬化症[57]患者。聽見華格納歌劇《女武神》（*La Walkyrie*）的前奏曲時，她非常欣喜。儘管如此，她還是不時在沐浴期間表達她的尷尬：「唉唷，這樣很不低調。」過了一陣子，當她唱出可以媲美華格納歌劇名伶的彈舌花腔之後，她轉頭對我說：「哎呀……太奇怪了……這麼私密的清潔，配上這麼宏偉的歌劇……哎唷喂呀。」

我於是理解，靦腆與爆笑只有一線之隔。

譬如四〇二號房，年輕的癌症患者H女士使用洗澡床沐浴。剛從多哥共和國來到這裡的她，在我的琴聲中反覆歌唱舒伯特的〈聖母頌〉。她雙手合十，

57 肌萎縮性側索硬化症（SLA）是俗稱夏柯病（maladie de Charcot）的脊髓退化疾病，致病原因不明，無法治癒，會逐漸導致重大癱瘓（四肢麻痺、吞嚥困難、呼吸困難）。（譯註：肌萎縮性側索硬化症是最常見的漸凍症。）

臉上洋溢著光，彷彿諦觀自己的靈魂。「太神聖了……這就是我需要的……天堂一角。」

我於是體驗到，音樂可以是一種祈禱。

譬如四〇六號房，F先生的骶骨褥瘡包紮。鎮靜劑的藥效使他無法與外界溝通。聽見阿爾比諾尼〈G小調慢板〉時，大顆淚珠從他面無表情的灰色臉頰滾落。

我和護理師們一樣深深動容，一同在衝擊內心的浪濤之中顫動。

譬如四〇五號房，臨終病患T先生的傷口包紮。他的妻子坐在我後面，對我耳語他最愛的歌曲名稱。她現在被禁止為丈夫清潔身體，只能在琴聲中追憶她在家全心付出的時光，依她的心意引導著音樂的河流。

我看見聲音在我眼前化作柔情的輕撫。最後的觸碰，撫慰人心。

譬如四〇九號房，慢性疼痛[58]病患V先生的肢體復健。他一向對醫療持保

58 慢性疼痛指的是超過三個月、即使肇因消失卻仍持續的疼痛。

留態度，甚至斷然拒絕所有治療，此刻卻暫停了他的攻擊態度。在馬勒〈第五號交響曲〉小柔板樂章的溫柔樂音之中，他任憑護士們將他擁入懷中，像擁抱嬰孩一樣將他抱回床上。護理師們寫道：「V先生今天在琴聲中毫無抗拒之意。他甚至輕摸我們的手，而沒有推開我們。他的眼神很明顯在向我們說『謝謝』。」

我默默和她們共享這令人顫抖的體驗，一名成人重拾新生兒的信任，並重新將它交付出去。

譬如四〇四號房，R女士的身體清潔。這位幾乎失語的癌症病患，在韓德爾歌劇《里納爾多》（*Rinaldo*）的樂聲中重新包紮傷口之後，突然滔滔不絕，講起她驚人的人生故事，揭露許多祕密。埋藏的傷口在樂聲悠揚如泉湧之後，化作如泉湧般宣洩的字句。

我發現音樂能夠超越字句，釋放言詞。

譬如四〇一號房的H先生，他的包紮歡樂無比。在古巴騷莎舞的旋律中，護士與看護隨著節奏跳起雙人舞，H先生則躺在床上微微搖擺。「幸好還有音樂可以拯救我們……妳們的頭髮也好美……」醫護人員寫道：「今天照護過程中的大提琴像是笑氣一樣。我們全都狂笑不已，病患也是。氣氛很輕鬆。H先生用他的雙腳跳舞。清潔順利完成。」

這突然湧現的歡樂是如此感性又富含節奏，眾人一同分享，我在其中跳躍著，滿心歡喜。

譬如四〇五號房的M先生，為他裝設電動嗎啡注射器時，他疼痛不堪，不斷叨唸。「好痛……好痛……我受不了了，我受不了了……」他的兒子和孫子都在場，大提琴的樂聲打動了父親、兒子和孫子，像搖搖籃一樣撫慰著他們。三個人都哭了，他們緊緊相依，宛如一尊靜止不動的塑像，由苦痛揉製而成。我知道音樂沒辦法為他們帶來什麼改變，因為他們的苦痛深不見底，但很奇怪地，音樂仍舊撫慰了他們。病房內的每個人都能感受這一點。而我知道，這特殊時刻之所以染上溫柔的色澤，原因並非出自於我。

我心中滿懷感激，感激能夠成為這份慰藉的「傳遞者」。

譬如，為四〇八號房的C先生洗頭洗澡的時候。他呈現昏迷狀態，癌症已轉移至骨骼與肺部。醫護人員寫道：「音樂演奏期間，胸腔大幅擴張。護士與看護都感到驚奇。感覺我們之間共享了什麼，甚至溝通了什麼。」

我體會到：被音樂填滿的靜默，比音樂更強烈。

譬如四〇二號房F先生的清潔與照護，他的生命已經來到最後一刻，他的臉部表情因音樂而放鬆的程度非常驚人。演奏結束時，他的表情轉為一種「圓滿喜樂的表情」。清潔結束後，他兒子看見他時說：「我父親即將出發……往生命去。」護士寫道：「魯德金指數第三級[59]的患者很明顯地放鬆下來。我的壓力因此解除了。同時，我也很感動。音樂觸動了病房中所有人的情感核心。」

我學習到，愛與死是在同樣深刻的水底流轉。

59　魯德金指數第三級：病患雙眼緊閉，但仍對外界刺激有反應。

譬如四〇七號房的C先生，他的腿部已經壞死，而他在腿部包紮時，醉心聆聽椰椰音樂[60]。護士問他「會痛嗎？」的時候，他幾乎是大嚷著回答：「拜託您閉嘴，**我在聽音樂！**」包紮結束時，他微笑著告訴護士：「剛才這樣很溫柔，很舒服。我的心飛得遠遠的。」

我是這趟旅行邀約的一部分，每次都是。

譬如四〇九號房J女士的肢體復健與身體清潔。她的癌症已多處轉移，她有認知障礙。聽見大提琴的樂聲時，她哭了，她說：「好美，太美了，這個小女孩鋼琴彈得真好！」過了一陣子，她又說：「先生，您可以把收音機調小聲一點嗎？」

治療結束，護士們在她的床單上噴灑最後一點薰衣草香氛，準備離去時，她說：「您不能關掉收音機嗎？我真的受夠了。」

離開時，我從技藝高超的鋼琴師，變成一台關閉的收音機。

60 譯註：椰椰音樂（la musique yé-yé）泛指六〇年代翻唱英美流行歌曲的法語歌，名稱源自英文的「yeah」。

譬如H先生的包紮。看見我踏入病房時，他摸著自己的睡衣，不安地說：「抱歉，我身上沒有現金也沒有信用卡。」得知我的演奏不會花費他半毛錢之後，他放下心來，口吻也變了：「隨便妳，我時間很多……那就來點音樂吧……」過了一會兒，他一臉陶醉地說：「親愛的，我們是不是一起聽過音樂會？妳的頭髮這麼金，妳應該不是土耳其人吧？」

我打從內心笑到流淚。我向他道謝。

儘管如此，某些病患受鎮靜劑影響或陷入昏迷，無法判斷音樂是否對他們有益。

另外有些病患拒絕嘗試在治療時用音樂伴奏，或是在體驗一次之後拒絕繼續。

偶爾，則是醫護人員表示懊惱、哀傷、甚至憤怒，因為治療時沒有大提琴，大提琴「遺棄」了他們。

研究結果

我們在二〇一六年發表**舒伯特療癒計畫**執行一百一十二次的研究成果，結果證實病患的痛苦減輕百分之十至百分之五十。音樂對於病患焦慮程度的正面影響，估計將近百分之九十。對於醫護人員的正面影響則是百分之百。

然而，這項研究讓我們不得不承認它在科學方面的限制。我們研究的資料，主要是難以量化的情感分享，而在致力於減緩病患的疼痛徵狀時，切身的主觀感受，勢必影響我們對於痛苦緩解效應的分析。

二〇一七年日內瓦國際安寧照護研討會上，我發表了關於這項研究之困難度的相關分析報告。以疼痛量表評估並非易事，因為評估的時間往往太短，而音樂造成的影響，很難與鎮定劑或止痛劑（有時二者皆有）增加劑量的影響分開討論。我也指出，音樂對於情感造成的影響，可能導致質化評估的統計偏差。

這項嘗試激發許多值得討論的問題。樂器的振動與人心深處的振動彼此共鳴時，會發生什麼事？音樂是誘發情感，抑或揭露已經存在的情感？臨終病患的親身經驗，真的能夠由我們確實感知並加以評估嗎？情感能否以理性方式量化分析、感受能否化作數學表格，而不顯得荒誕？

這項研究的評估者多半是執行治療行動的人，其主觀程度不容小覷。他們是球員兼裁判，在他們主導的這項計畫當中，自我暗示帶來的正面影響是很重大的。但這項影響並未被視為妨礙評估的因素，亦未被視為研究方法方面的重大偏差，而被認為是一種生氣勃勃的能量、一股確切推動醫療行動的動力。

舒伯特療癒計畫有幸在充滿疼痛的治療之際，在醫療行為與現場音樂之間建立一段不可思議的交會。它在病患、家屬、醫護人員與音樂治療者之間，帶來一股全新的活力。

在病房中振盪共鳴的音樂，其傾訴的對象，是病患心中神聖的、活生生的那一部分，儘管這部分如今在病患的生命與健康中，已經變得微乎其微。

於是，我的人生道路從演奏家轉向醫療領域。有時，我是埋首鑽研的學者，而「我的目光直指對象」[61]；有時，我是走在一旁的陪伴者，而「我的目光感受著眼前的事物」。

身為學者的我，試著用數字量化統計、分類、分析、驗證。直指各種病徵無可辯駁的客觀性。學者的目標，是在量測之後釐清邏輯。

身為陪伴者的我，既不指揮也不控制。不試圖理解一切，也不嘗試訂立規則。陪伴者支援病患不可抹滅的獨特性。陪伴者總是在那裡、總是挺身支持。

詩人應留下足跡，而非證據——勒內・夏爾[62]如此寫道。

舒伯特療癒計畫的研究結果，漫走於山脊稜線之上，一側是科學家帶來的證據，另一側是藝術家留下的足跡，那是關於患病之人飽經磨練、持久不散的鮮活回憶，將我們連結在一起。

---

61 典故出自Donatien Mallet, *La Médecine entre science et existence* (Vuibert, coll. Espace éthique, 2007)。本書第一章的標題為〈感受的目光與直視的目光〉（«Le regard qui sent et le regard qui pointe»）。

62 譯註：勒內・夏爾（René Char，1907-1988），法國詩人。

庫姆巴先生

「我在拳擊場上。」

二〇一一年至二〇一九年，巴黎，聖裴琳醫院安寧照護部門。

「我提升了自己的高度，超越我的疾病，」一個春日早晨，陽光普照，庫姆巴先生這樣對我說。「您演奏大提琴的時候，我不覺得自己是病人……」話講到一半，他突然停頓一陣子，似乎正在尋找某個細節，等候進一步的說明。「不對，」他繼續說下去，「不是這樣的，應該說，當您演奏時，我**不再是**病人。我感覺內心充滿歡愉與生命。」他說得很慢。他呼吸急促，僵直的頸部幾乎陷進肩膀裡。黯淡無光的臉上，他的雙眼閃著笑意。他要求我再奏一曲、然後再奏一曲。

我認識他時，他住在肌萎縮性側索硬化症專門病房，他的住院屬於喘息療護[63]性質。

63 機構住宿式的喘息療護，是為了讓身負照護重任的家屬或親友得以稍微喘息，而讓病人短期住院。

他的病發作於一年前，當時他的下肢癱瘓了。病情惡化得很快，緊接著他的上身與雙臂也無法動彈。庫姆巴先生六十五歲，他的雙手還能動。他的手很大，是冠軍的手。

他呼吸困難，夜裡必須戴上氧氣罩，以免在睡眠中窒息。他原本是拳擊手，後來轉行當保全。「夜店的保鑣。」他邊說邊對我眨眼。他還相當年輕。他來自多哥共和國，是在國際舞臺發光發亮的運動員。沉重的身軀，完全無法動彈。

每次我去見他，音樂都讓他變了個人。音樂給他靈感，讓他說話。他開口時，像是古時候的智者一樣，說得很慢，話語不時被嘶啞的呼吸聲打斷：「克萊兒……克萊兒……這是一場永恆的體驗……它喚醒身體。強而有力……您給我的，會留在我身上，讓人生變得美妙。」他的回憶隨著琴聲不斷湧現。「這讓我回到過去，」他說，「保持希望。不要放棄。繼續戰鬥……我感覺到生命……生命，直到最後……」

他沉重地點點頭。

在我遇見的所有病患中，應該是他最能用精準的字句描述病房內這段音樂時光的獨到之處。這時光是一份沃土，它既非過去、亦非現在、也不是未來，而是這三者的混合體。「我同時體驗著深刻的過去與未來。」他微笑，容光煥發，「我忘了現在的痛苦。過去回來了，活生生地，而未來向我開啟。您知道，這是一道奇蹟。愛和音樂的奇蹟。它給我內在力量。」他握緊那雙強而有力、卻又如此溫柔的手。當我向他道別時，我的手消失在那雙「重量級選手」的手中。「我大名鼎鼎的朋友馬塞爾．塞爾當[64]得到了一切，光榮和愛……神卻把他的一切都收回去了。」我從不問他問題。任何音樂他都愛，但他總想聽一首琵雅芙，尤其是〈不，我毫不後悔〉（*Non, je ne regrette rien*）。這時他總堅持拿掉氧氣罩，用急促的呼吸和欣喜的臉龐隨我一同歌唱。他的頭左右搖擺，雙眼直盯著我瞧。「我在拳擊場上！」一曲結束時，他總這樣宣告，「我有力量戰鬥！」

64　譯註：馬塞爾．塞爾當（Marcel Cerdan，1916-1949），法國拳擊手，生於阿爾及利亞，一九四八年獲得世界冠軍，隔年因空難逝世。

音樂是力量。
構織聲音與沉默，
結合散落的時光，
重建生命的永恆。
音樂召喚當下的滋味，
潛至深處，
觸動它、讚頌它。
體驗生命的活力
在僵直的身體中，
回歸強悍，
重拾流動。

「聲音朋友。」

穆勒女士

「面對死亡而心生恐懼的吶喊，在聲音朋友的海洋中釋放出來……哎呀……我沒辦法克制自己！」穆勒女士聽見我用大提琴為她演奏阿爾比諾尼〈G小調慢板〉時，哭成了淚人兒。

她是安寧病房的病患，四十七歲，乳癌轉移肝臟與骨骼。穆勒女士總是面帶笑容。一向都是。她有一雙溫柔的棕色雙眼，膚色很白。「像這樣振動的時候，振動得這麼美妙，我就沒辦法說謊了……音樂探進祕密的角落，找到我，讓我嚷出內心的吶喊……其他人眼中的我不是這樣的。」她輕聲呢喃這些句子，彷彿對她自己傾訴。語句越來越混亂，摻雜著淚水。我的理解是，她的「內心吶喊」是面對死亡而恐懼的吶喊，而今天，在阿爾比諾尼〈G小調慢板〉的樂聲中，這吶喊被釋放在**聲音朋友**的海洋中，而非消失在日復一日無動於衷的沉默當中。我不太能理解她說的話。她按住我的手，不讓我走。「再來一次〈G小調慢板〉，拜託您……」她臉上那副平靜從容的面具掉了下來，表情變成無盡的焦慮，凹陷的雙頰和她圓滾滾的臉型形成奇異的反差。

而我再度演奏、又再度演奏。「謝謝您帶來這些聲音朋友，我感覺好多了。」我默默感謝她給了我摯愛的大提琴音這樣的名字。向她道別時，她又輕聲呢喃，視線落在別的地方：「聲音朋友……他們接納了我。」

音樂是朋友。
聲音朋友
釋放面對死亡的恐懼吶喊。
它加入吶喊，
覆之以神祕共鳴。
相互融合，化作不可見的輕撫，有時亦淡化它。
聲音朋友試圖延緩最終的棄絕，
早已預料、令人畏懼的棄絕。
在無法接受的苦痛中，撫慰無法撫慰之人。
在這永恆的剎那。

希維河先生

「我已經沒有手可以鼓掌……
但我的心在鼓掌。」

當我首度提議為希維河先生演奏時，他結結巴巴地道歉，不知該選擇什麼曲目。「我沒有什麼教養。」他一臉不安，幾乎驚慌失措地說。他的食道癌已經轉移，三天前被轉至安寧病房。他七十歲，臉色灰暗，動作很慢。當我在他的床畔坐下，開始演奏巴哈〈第一號無伴奏大提琴組曲〉時，他專注地凝視我在琴弦上的手指。他的眼神很溫和、很苦澀，散佚在無法捉摸的思緒裡。他似乎已陷入沉思。我幾乎能看見**聲音朋友**的火苗在病房裡圍著我們繞圈，急速旋轉，化作不可見的螺旋，進入他的心。

他太太在他身邊哭泣。整個病房的空間，彷彿就在此刻平靜下來、熠熠生輝。最後一組和弦，他抬眼看我，緩緩說道：「我要回應這份偌大的幸福……

您的大提琴會振動……好驚人……我很感動。」他的想法很清晰，和他斷斷續續的咬字形成對比。猶豫一會之後，他又說：「我不懂，但我感覺得到。」

我們的會面，是一次又一次的慶典。希維河先生描述自己「心滿意足」、「很穩定」、「再度成為自宅的主人」。他的妻子哭泣著。「淚水能撫慰我、洗滌我。哭泣能讓我感覺好一點。」

然而，每週當我再度見到希維河先生，他都比上週衰弱。他太太守在他身邊，寸步不離，就連夜裡也一樣，她睡在病床旁的行軍床上。我們第四次會面時，他必須使盡所有力氣，才能睜開眼睛、說幾句話，但他堅持述說他的感受：「音樂填滿我……完全地……我煥然一新。音樂重新將生命賜給我的靈魂……我已經沒有手可以鼓掌了……但我的心在鼓掌。」

他滿心感激，關於這一點，他還能用眼神表達。

逝世前一天，希維河先生對太太說的最後一句話，是他最後的禮物。輕聲呢喃的寶藏，是因為現場音樂而出現在死亡門前的瑰寶：

「生命會繼續……就算它停了。」

事物之美，必須命名，如此一來，才能試著繼續活下去。

音樂是生命。
樂器的振動
交纏心之「核」，
難以言喻的場所，驟然復甦。
生命的鼓動不斷反彈，
使斷裂身體和諧。
音樂全然奉獻
給自稱不懂音樂之人，
心的智慧聆聽它。

勒布杭先生

「拉赫曼尼諾夫難道可以拯救我嗎？」

曾任諜報員的勒布杭先生，因為前列腺癌轉移而住院。他半身不遂，只能臥床，儘管用藥的劑量已經很強，但他還是不斷喊痛，因為有「一支圖釘」日夜不停戳著他的背。他陷入陣陣幻覺當中，因此情緒激動，這狀況又因他幾乎完全失明而更加嚴重。他的瞳孔蒙上一層黑暗。他臉色蠟黃、雙頰凹陷。儘管如此，這天早上，當我為他演奏謝爾蓋．拉赫曼尼諾夫〈聲樂練習曲——無言歌〉（*Vocalise*）時，他用非常溫柔的口吻對我說：「我又變回多年前那個躺在搖籃裡的男人……真奇怪。」

一張黑白照，歪歪斜斜掛在他的病房牆上。照片中是一個年輕男人，懷裡抱著一名幼兒。緊緊相依的兩人，面貌有點模糊，但隱約能看出他們長得有點像。

當我停止演奏時，他摸索著尋找我的手，緊緊握住。「只要我還能聽見一點大提琴，我的狀況就不算太糟。」沉默良久之後，他又說：「您也在葬禮上演奏嗎？」

隔週，他得知我當天晚上會在俄國大使館的音樂會演奏，他再度朝我伸出雙手：「我也要去。請帶我一起去，拜託您。」然後他作勢要我靠近，在我耳邊囁語：「我有事要告訴他們……」

音樂時光對他而言，就像一間驛站、苦難中的避風港、湧現回憶的慈悲場域，同時也是讓歡樂變得可能的場所。他用極美的字句告訴我這一切。他是個詩人。他深深觸動我。每首旋律結束之後，他會像孩子一一摘下野生瑪格莉特的花瓣一樣，向我一一細數他從過往當中揀選的片段。色彩鮮明的一幕幕回憶，就在他失明的眼前輪番上演。他向我述說自己先是在一間英國保險公司工作，然後從軍、當警察、進入法國情報局。「以一個彎腳小子來說，挺不錯的。」他溫柔微笑。

勒布杭先生任由音樂像搖搖籃一樣撫慰他，像一個孩子蜷縮在母親胸前。他希望音樂永不止息，他總朝著我輕聲呢喃，試著用字句延長音樂的振動：

「〈無言歌〉的結尾源源不絕……滑進我的身體裡……穿透了我……它讓我內心深處感覺好多了……拉赫曼尼諾夫難道可以拯救我嗎？」

拉赫曼尼諾夫填補他心中的空缺，撼動了他，讓他全身顫抖，讓他在幾秒鐘的期間，暫時忘記在他背上鑽孔的「圖釘」。

「如果您每天都來的話，我應該可以活久一點。」

音樂是振動。
樂器歌唱著，震盪、包覆、
進入怒吼之身。
在活力的試煉之中，
顫震的過往湧現，
涓涓細流或滔滔激流，
運送埋藏的情感。
在這共鳴中，活著的感受
汲取滿溢果香的滋味，來自
孩提時光。
一段練習聲樂的時光。

馬當先生

「這樣挺不錯。」

第一次和馬當先生見面時，他講話很直接，幾乎是咄咄逼人。他七十五歲，肺癌轉移骨骼。他個子很小，但很壯，年輕時從事餐飲業，曾是巴黎郊區一間咖啡館的老闆。當我向他提議共度一段音樂時光時，他一臉嫌惡地回答我，邊喘氣邊說：「什麼鬼東西……好痛……為什麼會這麼累？……我才不鳥什麼音樂……」我正打算告辭時，他的態度突然緩和：「您就試一下不就得了……我們瞧瞧會怎樣。」我在他面前坐下，演奏雷歐・費亥（Léo Ferré）〈探戈時光〉（*Le Temps du tango*）的前奏。他愣住了。

我懷中擁抱的纖纖美人
不是露露也不是瑪歌……

他搔搔頭，有點侷促不安。「這樣啊……不錯……不錯……」突然，他將被單甩到一旁。

她是阿根廷的女王
而我是她的騎士

他唱了起來，先是低聲輕唱，最後引吭高歌，沙啞的歌聲和琴音融為一體：

啊！我多愛這些女人
而她們多愛我啊！我曾是如此帥氣！

他坐直身子，精神抖擻地唱：

應該讓一切倒轉

像探戈舞的後退走步！

音樂結束之後，他娓娓道來：「終究，我曾經擁有美好的青春……沒錯，真不可思議，我的青春……我有一台藍色的摩托車，整台都是藍色……我把它騎去舞會！那時真的很開心……好多美女……我那時也長得不錯……」他的目光沉浸在遙遠的往事裡，「這些都結束了……如果能讓一切倒轉……那時真是不錯……那時真不錯……對啊……這樣挺不錯……」

原本已經結束的、埋葬起來的、用過去式表達的「那時真不錯」，最後變成了現在式的「這樣挺不錯」，找回了屬於現在的美妙滋味。

音樂是活生生的回憶。
黑暗中閃爍發亮的小小琴鍵。
往昔的過去
轉化為現在，振動感官。
時間層的流動。
時鐘悄然噤聲。
時間之奇蹟，迎向光陰彼岸之心。

亞薩羅女士

「我感覺像個大人物！」

亞薩羅女士要求我為她演奏高音：「他媽的，妳技術真好，這真是太嚇人了！」

她是支氣管癌末期患者，有神經系統異常導致的精神障礙，部分原因是癌症轉移腦部。

她的人生像一本黑色小說：丈夫遭人謀殺，屍體在自家汽車的後車箱被發現；女兒已經二十年沒和她聯絡；四個抽菸喝酒的兄弟姊妹，全都死於支氣管癌，她知道現在輪到她了。她很愛挖苦人，經常充滿攻擊性。年輕時，她曾在馬戲團負責訓練獅子，後來則在食堂工作，以她本人的用語來說，她「最後淪為食堂小妹」。我第一次見到她，是在露台上，她坐在輪椅上抽菸。「我必須想辦法開溜，」她說得很直接，「我受夠了。」她煩躁地吸入一口又一口長長的菸，然後猛咳一陣才咳出痰來：「生病真的沒完沒了。」

當我演奏時，她用混濁的雙眼盯著我，她面色灰暗、雙唇腫脹，用沙啞的嗓門激勵我：「我希望音樂一直上升、一直上升，升到跟太陽一樣高……他媽的……就是這樣，我就是想要這樣……妳辦得到吧，嗯？到了太陽那邊，我就有辦法告訴別人我在想什麼。去他們的！」

琴音開始升高，她陷入真正的狂喜。在她身邊，我強烈感受到我們所有人都無法擺脫的宿命鐘擺，來回擺盪的一端是人皆會死的事實，另一端是對於生命的渴求，無極限的渴求。這位馴獸師給了我靈感，我彷彿一躍而入，投身一連串瘋狂的即興演出——激動的顫音一路攀升，直到大提琴最高最高的音；狂亂的滑奏[65]不斷變化；閃爍如雷電的泛音，彷彿召喚最高峰頂的刺眼強光與純淨空氣。「就是這樣，太棒了！太棒了！」她大嚷，「謝謝妳給我太陽！他媽的……在光那邊的高處，我感覺像個大人物！」

65 滑奏（glissando），源自義大利的音樂術語，意指在不同音高之間連續滑動、將兩個音之間的音階都演奏出來。

音樂是翱翔。
能啟發高度。
對抗自身陷落之際，
聲音與天際同行。
聲音重建自我，
挑戰恐懼與死亡。
正午陽光閃耀，證明自身。

「敷療我心的膏藥。」

費德曼先生

費德曼先生七十六歲，前列腺癌末期患者。他的容貌俊美，舉手投足都流露上流社會的氣息。儘管年事已高，他仍擁有一頭濃密的頭髮。年輕時經營高級服飾販售，他遊遍了世界各地。他結過六次婚，有過許多情婦。來探病的女性一個接一個，幾乎沒有空檔。他每天的時間表都排得很滿，而且不時變動。

我才剛踏進病房，他就毫不遲疑地要求我演奏貝多芬的〈快樂頌〉。他聆聽時的投入程度令我印象深刻。

「我忘了自己身在醫院，」一曲結束，他這樣說，「一名美麗的女性為我敘述浪漫曲。我會告訴我太太。」他用指尖給我一個飛吻。

隔週，再度會面時，他指定的曲目非常明確。「首先，麻煩您演奏普契尼歌劇《杜蘭朵》第三幕〈今夜無人入睡〉（*Nessun dorma*）一曲的旋律。」

他很有教養。他很嫻熟語言的使用方式，說出的評語都很有見地。他的音樂品味可以溯及童年，此外他還是香榭麗舍劇院（Théâtre des Champs-Élysées）長達三十年的死忠觀眾。他也聊了自己旅行期間遇到許多知名藝術家的小道消息。在威爾第和普契尼的詠嘆調之中，我們的會面很輕鬆，甚至帶著一點誘惑的氣息。和他相處很愉快。

兩週後，我見到的，是一個病況急遽惡化的病人。我再度為他演奏。他躺在床上凝視我的大提琴，雙頰凹陷。當我演奏完巴哈〈第五號無伴奏大提琴組曲〉的薩拉班德舞曲段落之後，他什麼都沒說。他的雙唇微微顫抖。他已放棄詼諧打趣的口吻。他面色慘白地對我微笑，當我準備離去時，他捲起袖子，一言不發，讓我看他手臂上刺著的奧斯威辛集中營囚犯號碼。我走回他身邊。他輕撫自己手臂凹陷處的刺青數字，沒有抬眼看我：「面對無法忍受、無法言喻的事，是音樂連結了生命的意義。謝謝。這是敷療我心的膏藥。」

音樂是靜默。
字句被一一棄置
在路上，
那是無用的裝飾音，
是空殼。
奧祕之前唯有靜默
與不可說的傷口。

貝雷克女士

「布列塔尼萬歲，布列塔尼人萬歲。」

貝雷克女士不想再活下去了。她的肺癌轉移至肝臟。她不理會任何人，包括她的獨生女和醫護人員，而且顯然對我演奏的莫札特一點興趣都沒有。我和她最初的兩次會面，她都保持緘默，面無表情直視前方。再隔週，我聽一位護士說，她的出生地是坎佩爾（Quimper）附近一座小村莊。第三次會面，我跳過前奏，直接演奏「他們頭戴圓帽」[66]這句歌詞的旋律。她驚跳一下，彷彿有人拿針戳她。她揚起眉毛和我四目交接，一臉目瞪口呆。**他們頭戴圓帽……**

「您知道這首歌？」她點了好幾次頭，目光熱切盯著我。「您還想聽嗎？」「想，想，」她開口了：「我想聽。請繼續。」她的眼睛像一百瓦燈泡

66 譯註：「他們頭戴圓帽」是法國俚俗老歌〈布列塔尼萬歲〉（Vive la Bretagne）的第一句歌詞。

亮了起來。我繼續為她演奏同一首歌。**布列塔尼萬歲，布列塔尼人萬歲**。「我知道……知道……請繼續。」

她的呼吸變得急促。她平躺著抬起頭來，離枕頭至少五公分。現在，她隨著我的樂聲歌唱。她輕聲喃喃唱著，隨著節奏左右擺頭，眼神充滿活力。**布列塔尼萬歲……布列塔尼人萬歲**。直到此刻，我才曉得，這首歌很猥褻。她記得每一句歌詞。現在，換我目瞪口呆。

一台「飛機」飛過時，
每個男人都抬起雙眼，
一個美女路過時，
每個男人都抬起那一根。

她面露微笑。轉進安寧病房之後，她從來沒笑過。「音樂家女士，布列塔尼萬歲。」

隔週，她已經不在了。護士們告訴我，她在演奏結束後仍繼續不停「歌唱」，直到晚上才停下來。她笑了，然後再度緘默，直到兩天後逝世。

音樂是童年之歌。
引發震動，
新鮮的感受、慾望的回歸。
在乾裂的唇畔等候，
當一切如沙漠空蕩。
童年之歌是深情聲音
流淌於血液之中，
引燃靈魂的最後分娩，
且以柔和的雙手
盛接
一個生命的全部
而不索求回報。

「就是，一個出口吧。」

盧瓦索先生

盧瓦索先生四十六歲。他感染人類免疫缺乏病毒，黑色素瘤轉移肝臟，併發C型肝炎。他沒有訪客。十一月某個清晨，我踏進他的病房時，他以微笑迎接我，似乎鬆了一口氣，並立刻以親密人稱稱呼我：「請妳演奏讓人平靜的音樂，因為昨夜實在很難熬……」

加布里埃爾．佛瑞（Gabriel Fauré）〈做了一個夢之後〉（*Après un rêve*）。他盤腿坐在床上，莊重地傾聽。「首先……是情感，」他說，「然後是脆弱……我起了雞皮疙瘩……」他抱住雙腿，縮成一團。他瘦得讓人不忍。他繼續說下去，像是對自己說：「彷彿音樂給我方法，使我能讓什麼東西湧現出來……妳知道，不一定是自己的力量，而像外來的力量……彷彿這音樂不只為一個人演奏，而是為了好幾個人演奏……太瘋狂了……一種分享的可能……」他憔悴的臉轉了過來：「妳懂嗎？事實上，是我的痛苦想湧現出來。妳給了我一條路，讓我遠離被層層綑綁的感受……就是，一個出口吧。」

我為他演奏了很久。「音樂讓這四分五裂、殘酷無情的事情變得有意義。」他說。音樂流過他身上，宛如電流。

隔週再度見到他時，病況已劇烈惡化。他躺在床上，全身僵硬，氧氣罩遮住了他的臉。他從前一天開始失去意識，他的雙手擱在胸膛上，彷彿正靜靜等候。儘管如此，我一開始演奏加布里埃爾·佛瑞的前奏，他的呼吸幅度就大幅擴張。〈做了一個夢之後〉的節拍，吻合他漸漸加深的呼吸。我融入他呼吸的節奏。這是我的特權。他的呼吸與我的琴聲融為一體。病房內只剩我們兩人的呼吸，節奏奧妙地貼合旋律。共同的脈動。

演奏結束後，我發現他的手臂滿是雞皮疙瘩。**做了一個夢之後**。

那是我們最後的對話。他當天辭世，就在我離開病房不到一小時後。

音樂是共鳴。
悄悄滲入，製造回音，建立對應。
讓聲音繁增，
讓情感多樣。
伴隨患病之人，於他獨特的
形形色色的經歷。
音樂接受異質，
如行雲流水。
雞皮疙瘩證實世界存在
直至生命盡頭。
生命的純粹狀態，在天堂門前。

蘭墨女士

「它讓我振動，
不只身體，心也是。」

第一次推開蘭墨女士的病房房門時，她的美讓我驚呆了。她躺在床上，乍看之下非常平靜，但雙手絞成一團。她是肺癌病患，腦部、骨骼與肝臟皆有病變。她六十九歲，很優雅，頭上綁著淡紫色頭巾帽。她皮膚白皙，化了淡淡的眼妝。她以憂慮的眼神轉過頭來，但一看見是我，她就放了心。她聽見牆壁另一端傳來大提琴聲，從剛才就一直等著，很擔心不會輪到她。

「我喜歡音樂，」她對我說，「但我丈夫才是行家。可惜他不在這裡。」她眼中蒙上一層陰影。

班傑明・布瑞頓（Benjamin Britten）〈第三號無伴奏大提琴組曲〉（*3e Suite pour violoncelle seul*）以東正教的祈禱曲形式收尾，陰鬱淒切的和弦填滿整個空間。她閉上雙眼，滿滿吸收每個音符：「在共鳴。好強……這邊，它讓我振動，不只身體，心也是……我從沒想過，振動會這麼強……」我還為她演奏了舒伯特的〈小夜曲〉（*Sérénade*）與佛瑞的〈西西里舞曲〉（*Sicilienne*）。蘭墨女士容光煥發。「我真的很遺憾我丈夫不在這裡，您非得再來不可。」

隔週，是他為我打開房門，熱情地迎接我。我演奏了一小時又十五分鐘，他們兩人都心滿意足。在他的要求之下，我接連演奏夏邦提耶（Charpentier）〈感恩讚美詩〉（*Te Deum*）的序曲、莫札特〈第四十號交響曲〉的片段、和一些歌劇的曲目。當他要求我演奏德弗札克（Dvořák）的〈大提琴協奏曲〉（*Concerto pour violoncelle*）時，病房中的音樂時光，變成一場真正的音樂會。開始演奏第一樂章時，我在一瞬之間想起我的莫斯科老師，以及柴可夫斯基音樂學院的四〇號教室，我上課的地方。我演奏大提琴的獨奏段落，並在全奏的段落讓它大聲嘶吼。這一派的演奏方法，有些人認為紛亂無章，但我卻有一種即將臻至完美的預感。

在我們共同經歷的這片無垠宇宙之中，莫斯科被粉碎了。

深藏在我的恐懼之中的莫斯科，在遠方搖搖欲墜，然後消失無蹤。

護士們從房門探頭，決定晚點再過來讓病人服藥。看護們也決定晚點再把午餐送過來。

蘭墨女士雙頰緋紅，眼睛閃閃發亮。丈夫的快樂似乎讓她變了個人，她因丈夫幾乎孩子氣的旺盛精力而笑，他毫不客套，一首協奏曲才剛結束，他就貪心地要求再一首、然後再一首。時光暫停了。他們不要我走。當我向他們道別時，她指著自己的心，對丈夫說：「音樂讓我心情平靜……我原本已經忘記，這裡是活生生的……你瞧……」

然而，第三次會面時，蘭墨太太顯得無精打采。她的丈夫一見我進門，就立刻「點播」舒伯特〈阿佩喬尼奏鳴曲〉的柔板樂章。病人的雙唇微微顫抖，幾乎無法察覺。我看見她的幽微眼神：她看出大提琴讓他多麼開心。她很想繼續分享這份喜悅，但他的目光已不再落在她身上。這樣的心不在焉原本只是枝微末節的尋常小事，但在安寧病房的四壁環繞之下，卻宛如一波即將爆發的海嘯。事態有點走樣，脫離我的控制。蘭墨女士漸漸封閉自己，我看見她的身子縮了起來，雙手再度絞成一團。她面色蒼白。她被擱在一旁。她在旅程中途被拋下了。即便沒有她，他也可以活得很快樂。她從他歡喜的臉上，清清楚楚看出這一點。我集中所有氣力，對她演奏，看著她，對她微笑。在這逼近死亡之處，活生生的威脅散發危險。伴隨而來的，是意義的潰敗。我知道這不是我的責任，無論是她的病、她即將死去的事實，抑或他們一輩子婚姻關係當中所有我無法得知的一切。我只是路過而已。但她心中蔓延的這份深深的不適感，也感染了我，而她丈夫一點都沒有察覺。走出病房後，這份不適感仍尾隨著我。

音樂是光。

渴望維持整體，繼續存在，
當身體支離破碎時。
因對方的凝視，而能夠對抗分崩離析。
對方的凝視能使整體復原，
亦能化作虛無，擊碎它。
同一人的凝視。
琴身振動洗滌雙眼，在光中。

阿德萊德女士

「謝謝您讓我能夠溫暖我媽媽的心。」

這天，在病房中迎接我的，是病人的兒子，年約五十。他有點焦躁不安，說話時總看著別的地方。他為我選擇最合適的座椅，「不要輪椅，不要扶手椅」，以及最合適的位置，「不要離光線太遠，不要離廁所太近」。「最重要的是，盡量靠近我媽媽。」最後他這樣說，聲音哽咽。阿德萊德女士九十一歲，她罹患末期外陰癌，才剛被診斷出來。她從兩天前開始注射嗎啡，痛苦解脫了，但她陷入昏睡，不再有任何反應。

我演奏阿爾比諾尼〈G小調慢板〉，她兒子站著，將頭靠在牆上，默默哭泣。一曲結束，他似乎無法將目光從母親身上移開。漫長的沉默，持續好幾分鐘。音樂結束後的沉默，是盈滿的。這樣的沉默總是持續剛剛好的時間，無人能夠反對這一點。他說，他母親總是沉浸在音樂裡。他父親生前是個水彩畫家，總是一面作畫一面聽巴哈。「感受很強，」他邊說邊將手放在自己的胸口，但仍舊沒有看我，「您得繼續演奏。巴哈。」

於是我繼續演奏巴哈無伴奏大提琴組曲的幾首舞曲，阿德萊德女士儘管神志不清，但她呼吸的方式明顯變深了。在樂章與樂章之間的靜默片刻，這現象更加顯著。「如果她聽得到，」她兒子說，「這一定能溫暖她的心。」他現在平靜多了。他的視線依舊盯著母親不放。被單隨著她的胸膛起伏而律動，他看著這呼吸動作說：「是的，她聽得見。」

當我移開琴弓，宣告演奏結束的時候，他首度正面直視我。「謝謝。」他說，「謝謝您讓我能夠溫暖媽媽的心。現在，她不再憂傷。您讓她得以發聲。」他看起來年輕多了。

隔週，一個我從未見過的女人站在病房半掩的門前。她顯然很憤怒，她的眼神讓我理解，她站在門前是為了阻止我進去。當我有點喪氣地正要走遠時，病人的兒子像龍捲風一樣從病房衝出來，追上我。他慌亂地向我解釋：他姊姊反對在媽媽面前演奏大提琴，但我無須理會。他求我進房演奏巴哈。他姊姊打斷他，然後兩人在走廊上吵了起來。言語暴力在我面前不斷湧現，憤怒不斷爆發，我無能為力，我不懂他們在吵什麼。這時他們的妹妹帶著丈夫和小孩們來了，她試著讓他們冷靜，但徒勞無功。一個小女孩開始哭泣。不到一秒鐘，我就做出決定。我從半掩的門溜進病房，火速坐下，坐在和上回一樣的椅子上，「不要輪椅，不要扶手椅，不要離光線太遠，不要離廁所太近」。老奶奶躺在床上，雙眼緊閉。她靜止不動的姿態，和門外的喧嘩形成奇妙的對比。

巴哈的詠嘆調。大提琴的樂聲，輕柔地覆蓋走廊的爭吵聲。音樂像澄澈的甘泉不斷湧出，發出展翅高飛的聲音，在飄散著醫院氣味的空氣中緩緩旋轉。我有預感，此刻，面對這沒有解答的一切，這是唯一可能的解答。吼叫聲停了下來。家屬們一個接一個走進病房。抱持反對意見的姊姊除外，她停在房門口。巴哈彷彿擄獲了所有人，或者應該說，巴哈拉住他們的衣角，輕輕搖晃他們。巴哈並不對他們說教，而是讓他們瞥見一種柔和的優美，無垠無盡，比他們的憤怒更強大。阿德萊德女士的呼吸漸漸加深。非常驚人。或許，如今她只能藉由呼吸來告訴他們：她還在。所有人都見證了她呼吸方式的改變，而當音樂停下時，室內彷彿變亮了。有時聲音能照亮空間，真的很令人訝異。我經常注意到這一點。她的兒子顯得很幸福。帶著孩子的妹妹非常感激地說：「好美，好動人。」姊姊則變成一座雕像，鑲嵌在門框裡。然而，我走出病房時，雕像動了起來，跟在我身後。我知道自己貿然演奏的行為很冒險，但我知道自己賭贏了。她有話想對我說。我停下腳步，轉身看著她。於是我聽見她這樣對我說，她說得很快，雙眼一直盯著她的鞋子：「我真的沒想到……那讓我們聚在一起……安撫了我們……」

音樂是發聲。

即將到來的死亡，無以言表的恐懼源頭。

琴聲嘗試解開沉默之鉗。

音樂邀眾人一同分擔情感，

儘管恐懼令人驚慌，

儘管心紊亂失序，

儘管怒火爆發。

大提琴之道，以其方式對抗最終的逃亡。

見證放棄控制的可能，

連結在場之人，

在臨終的床上。

凱瑟涅芙女士

「我要告訴您一個祕密。」

凱瑟涅芙女士是劇場界的明星，法蘭西喜劇院的常駐演員。她外型亮眼，梳著高高的髮髻，戴著亮晶晶的戒指。所有重要角色她都演過。我第一次見到她，是在柯利安花園安養院的阿萊西亞院區，當時她彬彬有禮但態度堅定地打發我走。我還記得，她立刻繼續閱讀手中的書，意思是這個話題已徹底結束。

兩年後，我在聖裴琳醫院的安寧病房見到她，她因為末期心臟衰竭與腎衰竭而被緊急送來這裡。進入病房時，只見她脆弱的身軀蜷縮在白色的被單底下。我緩緩走到床邊，問她想不想聽點音樂。她作勢要我靠近。她的臉瘦到我認不出她，骨頭突出的模樣很奇怪。她的雙眼依舊閃著靈動的光，眼神銳利得像鋒利的廚刀。「我要告訴您一個祕密，」她對我輕聲低語，同時招手要我再靠近一點。我在她上方彎腰傾聽。「立刻離開我的房間！」她用戲劇化的口吻大吼，讓我差點鬆手把大提琴、琴弓、防滑墊和樂譜袋全部摔到地上。

凱瑟涅芙女士是個了不起的絕妙人物。直到最後都是。

音樂是挑釁。
激發拒絕的力量，
因優雅而有能力說不，
並能大聲說，不。
緊緊抓住生命，直到最後，
絕不拋下角色，
尤其是最後一個角色。

布洛奇女士

「我會太激動。」

布洛奇女士不要音樂。千萬不要。「我是孤零零活在世上。如果您為我演奏的話，我會很怕……我會太激動。」她被轉到這裡，是為了對她的慢性疼痛進行評估。她也是納粹大屠殺的倖存者。整個家族唯一的生還者。她喜歡音樂，但是不行，她真的很抱歉，她不想聽見大提琴。

但是稍晚，當我從隔壁病房走出來時，我撞見她把耳朵貼在門上，她的鬢角因此狠狠被門撞了一下。她立刻走遠，低著頭，一副做錯事被抓到的樣子。護士們告訴我，布洛奇女士從早上就這樣一直跟隨著我，她躲在每間病房的每一扇門後面，隨心所欲地接收琴聲，每當情緒變得太強烈的時候，她就能自由地遠離。音樂在她心中激發的，是她無法抑制的生命衝動。因此，她依照自己的狀況，巧妙地調整劑量。

音樂是危險。
黑暗的恐懼侵襲血、侵襲心。
可憎的恐懼，無以名狀。
古老的恐懼，令人無法動彈。
即使是聲音朋友，都必須讓位給恐懼。
不可打擾恐懼。
恐懼作勢沉睡。
恐懼極可能甦醒
並以獠牙宰殺我們。

博瓊女士

「簡直就像是她的聲音。」

第一次進入博瓊女士的病房時，我搖身一變，不僅是大提琴家，也是全副武裝的潛水員。她六十二歲，肺部和尿道都感染一種抗藥性很強、傳染性也很強的細菌。她被安置在隔離病房。踏進病房之前，我套上醫院的藍色薄布袍、戴上口罩，但我成功說服護士別讓我戴手套……演奏樂器的精準度可不能妥協！

博瓊女士罹患帕金森氏症，併發多發性系統退化症[67]。我走近她，震驚於她四肢和頸部的僵硬程度。她橫躺在床上的樣子，像一棵老朽的枯木，枝幹都被猛烈的暴風雨吹歪了。姿勢異常使她幾乎無法吞嚥，而且她緊咬牙關，醫護

67　多發性系統退化症（MSA，又譯多系統萎縮症）是腦部某些區域的神經細胞受損導致的疾病。

人員沒辦法讓她張開嘴巴。她的皮膚狀態也很糟，左側臉頰浮腫，鎖骨與雙腳腳跟都有褥瘡。醫護人員必須不停變換她的頭部位置。她完全無法動彈。她的雙眼睜得很大，眼睛很乾。像閃亮的石塊。但是，不管問她什麼問題，她幾乎都會眨眼回應：眨一下代表「是」，眨兩下代表「否」。她的身體已經粉碎。

在她雙眼的閃光中，我看見生者與生者之間傳遞的情誼。我們一下子就變成朋友。在生命盡頭無止無休的苦痛中，她依舊充滿生命力。而我知道，將我帶向她的這份衝動，並非出於憐憫。它發自一個重要的核心部位，將我整個人召喚至她身邊，而我只是個過客，只會在她的人生路上出現幾分鐘。

在那一瞬間的驚嘆之中，這份衝動席捲我所有努力、所有希望、所有存在的理由，帶向她。

大提琴？她眨一下眼。古典音樂？她眨一下眼。柔和的音樂？又眨一下。巴哈〈耶穌，願我的喜樂長存〉（*Jésus, que ma joie demeure*）？再眨一下。

我一開始演奏這首清唱劇，就立刻出現一陣微弱的震盪。幾乎無法察覺。像蝴蝶振翅一樣輕微。一開始，是她雙眼的眼皮在顫抖。**耶穌，願我的喜樂長存**。接下來，完全超乎我意料地，她乾涸的雙眼湧出激烈的湍流。水流源源不絕，猛烈得像水壩潰堤時，受困太久的水瞬間爆發。好嚇人。我繼續演奏，但內心悄悄陷入恐慌。我會不會傷害到她？她的嘴、她整張臉都因為哭太兇而變形扭曲，而她的身體依舊文風不動。我撇開心中的不安，決定將整首曲子演奏到底。**耶穌，願我的喜樂長存**。淚水持續流淌，毫不枯竭，沾濕了她的雙頰與枕頭。接下來，淚水漸漸緩和。宛如暴雨將盡，天空漸晴。她只剩下眼睛可以用來訴說，而那雙眼睛清澈無比，像孩子們聽完歡喜結局的童話時的眼神。安靜無聲的釋放。對她而言如此，對我來說也是。我湊近她。「您喜歡嗎？」眨一下。「您要我繼續為您演奏嗎？」眨一下。「再一首巴哈的清唱劇？」眨一下。

我在她身邊待了很久。她現在很平靜。

〈晨星閃耀〉（*Comme elle resplendit, l'étoile du matin*）

巴哈清唱劇，作品編號一（BWV 1）[68]

---

68 《巴哈作品目錄》（*Bach-Werke-Verzeichnis*），一九五〇年由德國音樂學家沃夫岡・史密德（Wolfgang Schmieder）編纂。

她用雙眼對我說，好。繼續。我們處得很愉快。

〈天堂一笑，大地欣喜〉（*Le ciel rit, la terre jubile*）
巴哈清唱劇，作品編號三十一（BWV 31）

她很快樂。她還要。是的。

〈神啊，我的最後一刻何時到來？〉（*Ô mon Dieu, quand donc viendra ma dernière heure?*）
巴哈清唱劇，作品編號八（BWV 8）

聲音朋友們在此沉默，讓靜默振翅鼓譟。流轉的喜樂。

接下來的每次會面，她的丈夫都會加入我們。每個星期四，他們都等著我這個像潛水員一樣全副武裝的大提琴家，演奏三首巴哈清唱劇，永遠是同樣的三首。「好美，好憂傷……像人聲一樣豐富。簡直就像是她的聲音。」他說。

琴聲響起時她總會哭泣，但她的淚不再是湍急激流，而是涓涓小溪。他也同樣動容，他輕撫她的手。「音樂去了該去的地方。我太太回到我身邊了。」

大提琴即是人聲。巴哈的音樂，彷彿來自天庭。如今我知曉，當二者在她如此美麗的臉龐上方一同歌唱時，這兩種聲音絲毫沒有分別。

這名患者在停止進食與攝取水分之後，仍繼續活了五週。

她推翻了驗血報告的所有死亡預測指數。

音樂是釋放。
使乾涸的淚再度泉湧。
在恰當時機，
讓重擔卸下。
鹹泉四溢，無拘無束，
在合適的地方。

凱錫樂先生

「我要北非饒舌歌。」

凱錫樂先生只有二十歲。他「很火大」，他的高三同學全都在放暑假，只有他必須躺在床上。他全身都是癌細胞，無時無刻不疼痛，儘管已經對症下藥，而且劑量很強。他的腋下腫瘤太巨大，不只侵蝕整條手臂，也侵襲了半張臉，像一顆巨大的毒菇。他告訴護士們，他不願看見鏡中的自己。疼痛每分每秒在他身上遊走，無比劇烈。難忍的劇痛。

第一次見到他時，他要我把擱在病房一角的吉他遞給他，並和我一起演唱強尼。他會彈不少和弦，是個很棒的音樂家。他挺開心的。「這能讓我忘記一切。」

隔週，他直接點播「北非饒舌歌」或是「重金屬」，看我比較喜歡哪一種。噢，凱錫樂先生，這我真的不知道怎麼選。莫斯科沒教這個。我不會演奏這個。事實上，我完全不懂金屬樂，但我很樂意嘗試。「下週吧，我保證。」

第三次會面時，他的朋友們放假回來了。總共十一個人，在病房內圍繞著他的床。他們把吉他遞給他，但是凱錫樂先生太疲憊，沒力氣拿吉他。吉他始終擱在他身上。

歐內・拉・法普（Hornet La Frappe）、艾哈邁德・蘇爾坦（Ahmed Soultan）、H-凱恩（H-Kayne）、DJ契（DJ Key）。我用手機播放饒舌歌的音樂錄影帶，當作背景音樂。我很起勁。我是摩洛哥饒舌樂手。十一支手機拍攝我演奏大提琴。

「妳很愛MBS嗎？」噢，凱錫樂先生，我超愛！我對MBS的愛才剛誕生沒多久，但是今天，我真的很喜歡這個樂團。

拿起麥克風，打破沉默
我們比暴力更有氣魄

我和他們一起打節拍。塗層古老的大提琴面板，變成了非洲鼓。

怒火逼我拿起麥克風，打破沉默
來講講暴力，我不得不說[69]

我坐在椅子上，和這群年輕的饒舌歌手一起舞動，他們的手機閃閃發亮，像夜裡閃爍的螢火蟲。

你早上起床是為了什麼？
為了看看前晚發生了什麼

十三名音樂家的神奇大合唱。

死了多少人？被殺了一百二十人

69　MBS〈馬格里布饒舌樂〉（*Rap de Maghrébin*），收錄於專輯《麥克風打破沉默》（*Le micro brise le silence*, AZ, 1999）。（譯註：MBS：阿爾及利亞嘻哈樂團，以法文、阿拉伯文雙語創作，團名是「麥克風打破沉默」的縮寫。）

多少孤兒，每天增加的孤兒[70]

凱錫樂先生也跟著舞動。他動得太厲害，吉他差點從他身上滑下來。所有朋友都和他一起大笑。

記得我曾經是個孩子
純真，無辜的孩子
不久前我還是個純真的孩子
記得我曾經是無辜的
孩子，我看見流血的孩子
是無辜的孩子

眾多手機在四〇七號房搖擺。他們全都超級愛。

70　譯註：以上四句歌詞原文為阿拉伯文：Waâlach etnaud fesbah bach／Taâraf wach sra lbarah felil, chhal／Men wahed mat, mia wa ichrine／Katil, chhal etyetam men galil, koul youm

純真凝結成黑白，我看見
沒意義的一張紙，我看見
悼念死者的黑字白紙
紅色鮮血的一張紙

單弦的樂聲。切分的樂聲。

記得我曾經是個孩子
純真，無辜的孩子
不久前我還是個純真的孩子
記得我曾經是無辜的
孩子，我看見流血的孩子
是無辜的孩子[71]

節奏加速，心醉神馳。力道不斷上升，化作色彩繽紛的狂喜。令人驚異。

71　MBS〈無辜的孩子們〉（*Enfants innocents*），收錄於專輯《麥克風打破沉默》。

音樂是節奏。
讓純真孩子舞動
血紅色面具的天使。
音樂嘗試驅離痛苦與恐懼
幾秒鐘。
音樂無法改變凝結成黑白的
不公不義。

里契女士

「媽媽……媽媽……回來啊！」

病床兩側的兩位年輕女子，用力搖晃她們的母親。「媽媽……媽媽！」

里契女士從昨天下午開始陷入昏迷。女兒們心慌意亂，用法語、義大利語與西西里語不斷求她別拋下她們，求她回來。「媽媽……媽媽……求妳回到我們身邊……媽媽……回來啊！」[72]

她們一面尖叫，一面從四面八方拉扯里契女士。病人文風不動，她雙眼緊閉，臉龐非常憔悴。看見我帶著大提琴踏進病房時，她們尖叫得更大聲。「救救她……救救她……拜託您！」

上週，我們四個人一起唱了普契尼歌劇《波希米亞人》（*La Bohème*）的

72　譯註：這句話的原文，以及本章兩位年輕女性說的「媽媽」與「演奏」二詞，原文皆為義大利語。

歌曲〈當我漫步街頭〉（*Quando men vo*），這是里契女士最愛的歌。「求您演奏普契尼……演奏普契尼……拜託您……讓她活過來。」她們的歇斯底里已經到了極點。「妳們知道我沒辦法救任何人。但我可以演奏普契尼。」她們終於鬆手，讓母親毫無反應的雙臂落回床上。我在床邊坐下，將義大利歌劇的樂譜擺上譜架。

普契尼〈當我漫步街頭〉。

突然之間，里契女士大大睜開雙眼。房中僅剩她的雙眼。其他事物都消失了。眾人目瞪口呆。她直視兩個女兒。接下來，她開始哼唱「當我……當我」。我顫抖著。女兒們喜極而泣，拍著手。

「媽媽……媽媽……」

有時候，星辰的碎片，會在白日閃現一瞬之光。天空的碎片。像令人煥然一新的小島。

音樂是夢。
召喚奇蹟與永恆。
以美之頌，擊退
蒙蔽雙眼的死亡。
樂陶陶照耀世界。
然後順從
無情的離別。

芳丹女士

「您一定感受到奇異的喜悅吧。」

芳丹女士七十八歲，癌症擴散全身。她有阿茲海默症。她的記憶只有此刻，偶爾摻雜幾道來自遙遠往昔的片段，精準得像瑞士鐘。她喜愛維也納的圓舞曲。小約翰．史特勞斯〈藍色多瑙河〉。這時她會躺在床上舞動，身上仍蓋著醫院的大紅色毛毯。她用兩隻手指輕輕掀起毛毯，像在舞會上掀起裙襬，以維也納的舞步搖擺。「漂亮的晚禮服是必備品。」她用傾吐祕密的口吻說，眼中發著光。某天，一曲令人頭暈目眩的〈皇帝圓舞曲〉演奏完畢之後，她對我說：「您看起來好開心。」我訝異地看著她。她的表情既欣喜又嚴肅。

「這一定讓您很喜悅……哎呀……這樣說來，您為我演奏很快樂，是嗎？」我愣住了。她用同樣的語氣繼續說：「您的脖子不會痛吧，背也是？您看起來好開心……太好了……您一定感受到奇異的喜悅吧。」

音樂帶給我的快樂和她一樣。芳丹女士，您說得沒錯。

音樂是快樂。
讓失智者的話語如花綻放，
精準而耀眼。
音樂使失序暫時重組，
使看似混亂的思緒暫時清明。
流轉的喜樂源自心中
探索之透明雲朵。
流轉的喜樂源自天空
輕盈的螺旋波浪
直至心，驚醒心。

艾蓮諾拉女士

「舞動最後一次天鵝之死。」

曾是巴黎歌劇院芭蕾舞團首席舞星的艾蓮諾拉女士，在四〇九號病房等著我。說出她想聽的曲目時，她臉上毫無笑意。柴可夫斯基芭蕾《天鵝湖》。然後她閉上雙眼。聆聽音樂時，她靜止不動，無懈可擊。

「我這輩子都在跳《天鵝湖》的母后。」

她以肅穆的眼神凝視我。

「謝謝您讓我得以舞動最後一次天鵝之死。」

音樂是舞步。
引導，
行進，
托舉，
挪移。
召喚翱翔的渴望。
揭露聲音的創造能量。
開展不可見的舞姿。

恩達燁先生

「您讓我重新想起活著的滋味。」

恩達燁先生來自馬利，曾在聯合國教科文組織（UNESCO）擔任公務員。他很有文化素養。他因為前列腺癌轉移而被轉入安寧病房。他要求我演奏舒伯特的聖母頌，這是他唯一的願望。聆聽時，他雙手合十。「謝謝，就像孩子們會說的：百分之百接收了。」

室內溢滿陽光。「比禱告更美。」這樣說完，他又說：

「我要做一件自私的事：閉上眼睛，好將這一切都保留在我的感官儲藏庫之中。您在音樂中投入了愛，我全都接收到了。我的心滿滿的。您為我帶來超凡的事物……超……凡……另一個世界開啟了，那是唯一一個能夠結合所有人的世界。」

恩達燁先生很有智慧。和我的友人——拳擊手庫姆巴先生一樣。他們兩人的房間相隔不遠。我又演奏了幾曲韋瓦第的詠嘆調。他繼續說：「這我完全沒有接收，為什麼呢，因為……」

戴著氧氣罩的他仔細選擇字句，每一句話之間都是漫長的沉默。

「我完全沒有接收，因為等一下、明天、後天……我都會繼續接收，直到我死亡的那一刻。永恆的泉源。您讓我回想起活著的滋味。」

他說的話，打動了我的心。他和庫姆巴先生一樣，用言語描述被喜樂照耀的情感，如河流蜿蜒而流暢。我希望他們無論如何都能認識彼此。

「您傳遞了您心中的愛，」他在我離開前這樣說，「當愛位於核心之地，就有活下去的力量。永恆的愛。我們絲毫不應恐懼。我心滿意足，非常平靜。」

隔天，這兩位智者見了面，他們在俯視庭園的陽台共度一個下午。他們成為兩日的摯友。恩達燁先生於隔週逝世。

音樂是邂逅。
讓活著的滋味更加鮮明。
音樂驅散幻滅，
在生命盡頭。
音樂歡慶
如珍寶閃耀的
位於核心的愛。
召喚心中喜樂，最後的饗宴。

我的母親

在兩位智者背後，我瞥見母親的臉。我母親很美。她的臉龐如此美麗，我心中所有珍貴事物全都包含在那張臉當中：全世界都因此安心。

我母親是個開心果。她很愛笑，我從小就和她一起笑個不停，笑完又繼續笑。如今也一樣。

我母親很重視審美，她對此非常執著、熱衷。美感就像她的情人，比什麼都重要。凡是不重視美感的人，她都嚴厲地批評他們。她的審美觀主要涉及整體與各部位之間的平衡，屬於柏拉圖式的哲學。她的品味無懈可擊。有時，她在這方面非常尖銳。

我母親不會疲倦、不會無聊，也不怕寂寞。她無須努力，就很有勇氣。

我母親喜歡井然有序，因為萬事她都要求和諧。

我母親深諳法國詩學、莎士比亞戲劇、義大利早期繪畫、古希臘藝術。

對她而言，書本比可口佳餚更加美味。

我母親懂很多東西，但她對現實生活沒什麼概念。她會穿錯外套、拿錯鑰匙、弄錯車站。她完全不曉得麵包的價格。這一切她都覺得好玩，她因自己的心不在焉而感到有趣。

我母親是個藝術家。

她逝世後，留下的是無窮無盡的喜樂，不只遺留給我，也給所有我愛的人。

一名友人之死

在安寧病房待了兩個月之後，庫姆巴先生被轉至樓下隔兩層樓的老年醫學部門。儘管他和他兒子多次提出要求，但他無法轉回安寧部門。我沒機會再度為他演奏。該部門的主任醫生不准我過去，他說是為了避免偏袒與依附。

某天下午，我背著大提琴正要離開醫院時，在庭園的大樹下遇見庫姆巴先生。他坐在輪椅上曬太陽，身旁有一名護士。他用偌大的雙手握住我的手。「克萊兒……克萊兒……克萊兒……」除此之外他不知該說什麼，而我什麼都說不出口。

幾天後，他被發現倒在他的輪椅和廁所之間，失去意識。不久後他就過世了。安寧部門全體同仁都很哀慟。我也是。我很懷念庫姆巴先生。我真想再為他演奏一次愛迪特．琵雅芙的〈不，我毫不後悔〉。

有些人即使消失，卻仍繼續閃耀。就像音樂結束後的寂靜，確實存在，充滿生命力與光輝。

重逢

二〇一八年八月，布列塔尼，普魯葉貝茲（Plouerbraz）[73]小鎮。〈夜裡的陌生人〉（*Strangers in the Night*）。霍華一向很喜歡辛納屈。他隨著大提琴歌唱。他輕輕搖擺，拍著手。他的雙眼依舊沒變，以極度的專注凝視當下，既帶著笑意、又有點悲傷。他的笑容也沒變。突如其來的笑，笑得很久、很開心。他很快樂。我來見他，為他演奏。這是我在地鐵裡答應過的事，後來我忘了。韶光流逝。這兩年來，我一直在找他，聽說他「出了一點問題」。

我在布列塔尼的夏日豔陽下，在可以俯瞰遠方大海的露台上，為霍華演奏。現在是保羅的曲目，讓他擊碎大提琴的巴哈〈第五號無伴奏大提琴組曲〉

73　譯註：這個地名推測是作者為了保護霍華的隱私而虛構地名。

前奏曲；接下來是驚人的音樂家狄蘭最愛的蕭士塔高維契〈奏鳴曲〉快板樂章；然後是不受控又愛抓人的艾蜜莉亞的舒伯特〈阿佩喬尼奏鳴曲〉慢板樂章；最後是大衛變化多端的小七度音程。

霍華交往多年的女友，日夜悉心照料他。她輕輕將他的演出道具擱在他的膝蓋上——像嬰兒一樣的迷你小提琴。這是二〇一一年一月小丑布弗最後一次公演之後，這座小匣首度開啟。

霍華欣喜若狂。他記得所有事情，即使話語已離他而去，即使思緒的排列方式已與過去不同。霍華雖是演說家、作家、科學家，但他一向不重視話語，也不在意他個人的思想。內心深處，他最重要的身分是藝術家、是醫者。他愛的是能傳遞訊息的聲音、流轉於眼神當中的喜樂，以及在每個人內心深處悸動的地底。

已折磨他好幾年的神經退化疾病，絲毫未能損及他的內心。他的心仍完好如初。他完完整整地存在於那裡。

終章

舒伯特〈降E大調第二號鋼琴三重奏〉，行板樂章。
再現部。

從前從前，有一位凱詩勒女士，她是一名偉大的女士、很棒的藝術家，但她每天都必須忍受很多痛苦。有一天，一支大提琴為她演奏舒伯特〈降E大調第二號鋼琴三重奏〉的行板樂章，她的疼痛因此奇蹟似地緩和下來。四年後，她被送進安寧病房。

那天早上，我很早抵達。五月二十三日，我在病患名單上看見凱詩勒女士的名字。護士們在醫護交接報告中寫道：

二〇一六年五月二十一日：凱詩勒女士，九十五歲，柯利安花園安養院阿萊西亞院區轉來的病患，需評估疼痛程度。病患在身體清潔與治療時疼痛不堪，不斷呻吟，不回應任何問題。於療程之前施打嗎啡與咪達唑侖[74]。

五月二十二日：病患持續呻吟，連睡眠時也一樣。她的四肢始終僵硬。傍晚注射兩劑五毫克的嗎啡之後，疼痛稍減。

推開四〇三號病房的房門時，我心跳加速。自從一年前我離開安養院之後，就再也沒見過她了。我抓緊大提琴，走近她。她變得很瘦，皮膚很蒼白。彷彿能看見死亡在她乾澀的唇邊打轉。她朝著我的方向睜開眼睛。一抹淺淺的微笑，如火燃燒。再度重逢，她依舊沒變，眼中仍閃耀光輝。舒伯特〈降E大調第二號鋼琴三重奏〉行板樂章。她無法移動，但她的呼吸變深了，這一點可以從被單的起伏看出來，程度令人驚奇。她的身體變輕盈了。我覺得她變得好像只是一陣風、一道光。那熾烈燃燒的湛藍雙眼，瞳仁深處尾隨我每一個動作，無論是多麼細微的動作。那道目光的存在感如此強烈，讓我幾乎開始懷疑自己。曾經朗誦這麼多詩歌的她，如今已無法言語。她在我眼裡像個女王。

---

74 Hypnovel，成分為咪達唑侖（midazolam），是安寧病房使用的抗焦慮藥物之一，當病患的痛苦沒有其他方式能夠紓解時，它能降低某些病患的焦慮，或使其入睡。

演奏結束後，我彎腰對她說：「謝謝。您給了我好多好多。」道謝是很重要的。能夠及時說一聲謝謝，更是一件值得感恩的事。她眨眼回應。從此我心境澄明，足以度過餘生。

下午一點半的交接會議上，值班護士告訴全體同仁她今天上午看見的奇怪現象。為凱詩勒女士清潔到一半時，她離開病房去拿手套。當她回到病房時，病患的呼吸頻率升至四十二。她關上房門，繼續為凱詩勒女士清潔。呼吸頻率降至三十。後來她再度打開房門，呼吸頻率瞬間升高至四十二。關門——三十。開門——四十二。她突然領悟，房門開啟時，對面病房的大提琴聲會流瀉進來。

隔週，我再度見到凱詩勒女士。五月三十日。她的清醒程度再度降低，但依舊對大提琴有反應。現在，她只對大提琴有反應。為了評估痛苦指數而來到這裡的凱詩勒女士，已漸漸減少哀號的次數。六月初，醫療團隊已幾乎完全控制住她的疼痛。她放鬆下來，不再呻吟。慢慢地，她開始上路。她像一艘停泊已久的小船，解開纜繩，預備航向大海。她進入垂危的昏迷狀態。

六月六日，最後一次舒伯特療癒時，她彷彿已經到了很遠的地方。她的臉彷彿發著光，像白色大理石鑄造的雕像，洋溢著無人能及的澄澈。她的雙眼彷彿轉了方向，注視著自己的內心。她的臉龐毫無防備，暴露在我的凝視之下。我配合她的呼吸演奏，她的呼吸已邁向死亡的前奏。再度演奏舒伯特〈降E大調第二號鋼琴三重奏〉行板樂章。這是最後一次了。她的呼吸暫停了好幾次。在她溫熱的吐息中演奏幾個節拍、在她暫停呼吸的冰涼虛空中演奏幾個節拍。死神彷彿就坐在她的床畔，等待樂章結束。但生命又再度湧入她的身體，像孤島傳說故事中的海浪，新的呼吸再度湧現，再度推遲最後一次呼吸。她的全副生命，都存在於她擴張起伏的胸腔裡。我深深體驗這生命——這正在結束的生命是多麼有力量。與永恆並行。

「再見，凱詩勒女士。」

這天，醫療紀錄寫道：「身體清潔時間，伴隨克萊兒的舒伯特療癒。難以置信：魯德金指數第三級的病患唱了歌。」

六月七日，最後一曲的翌日，在這多年來因為她而每週以舒伯特樂聲平撫病患疼痛的安寧部門，凱詩勒女士，這位偉大的女士、很棒的藝術家，獨自一人，安詳地，與世長辭。

地底

故事說完了，但尚未結束。

以所謂的重度自閉症患者、失智患者、養老院住客、疼痛病患或安寧病患作為演奏對象的大提琴，並非只是撫慰，亦非只是令人愜意的娛樂，也不只是暫時緩和劇痛。

大提琴的振動，能觸動、包覆、流過病患的身體，穿透它、佔滿它。身體振動起來，證明自己還活著、仍是情感與感受發生的場域。彷彿與靈魂深處共振。

重病，是感受身體不再屬於自我。大病襲擊身體，引發一連串的失控。大病否認一個人掌控自身的行動能力。病人因此被剝奪一切，對自己感到陌生，失去穩定而可辨識的棲身之處。

現場音樂是生命的光輝，擁有轉化的力量。它攫住沉睡的心，激發一股動力。它證明了「藝術顯露之際，感知能力的擴展是有可能的」。[75]

這樣的衝擊有救贖的效果，能召喚我們內心深處的核心，儘管重病使身體四分五裂，儘管面臨失智、疼痛、死亡，它依舊未曾變質，依舊閃閃發光。我們都擁有同樣的核心。它在我們心中閃耀，在我們之間閃耀，藉由我們而閃耀。它便是地底，是最原初的足跡。它是「生命」的根基。它即是「生命」。

音樂透過連結，觸及**地底**，宛如奇蹟。

心懷信任。

流轉的喜樂。

---

75 Henri Bergson, *La Pensée et le Mouvant*, Quadrige PUF, 1998.

參考書目

Abiven, Maurice, *Pour une mort plus humaine*, Masson, 2004

Bergson, Henri, *La Pensée et le Mouvant*, Quadrige PUF, 1998.

Bergson, Henri, *Matière et mémoire*, Quadrige PUF, 1982.

Bobin, Christian, *La Présence pure*, Gallimard, 2008

Bobin, Christian, *L'Homme-Joie*, L'Iconoclaste, 2012.

Bobin, Christian, *Un bruit de balançoire*, L'Iconoclaste, 2017.

Buten, Howard, *Quand j'avais cinq ans je m'ai tué*, Seuil, 1981.（霍華・布登，《五歲時，我殺了自己》，寶瓶文化，2010）

Buten, Howard, *Ces enfants qui ne viennent pas d'une autre planète : les autistes*, Gallimard, 1995.

Buten, Howard, *Il y a quelqu'un là-dedans : Des autismes*, Odile Jacob, 2003.

Buten, Howard, *Through the Glass Wall*, Bantam, 2004.

Châtel, Tanguy, *Vivants jusqu'à la mort : Accompagner la souffrance spirituelle en fin de vie*, Albin Michel, 2013.

Fiat, Éric, *Grandeurs et misères des hommes : Petit Traité de dignité*, Larousse, 2010.

Fiat, Éric, *La Pudeur*, Plon, 2016.

Fiat, Éric, *Ode à la fatigue*, Éd. de l'Observatoire, 2018.

Forestier, Richard, *Tout savoir sur la musicothérapie*, Favre, 2012.

Gomas, Jean-Marie, *Soigner à domicile des malades en fin de vie*, Cerf, 1998.

Guay (Le), Damien, *Le Fin Mot de la vie : contre le mal mourir en France*, Cerf, 2014.

Hirsch, Emmanuel, *Partir, l'accompagnement des mourants*, 2e éd., Cerf, 1986.

Jacquemin, Dominique, *Éthique des soins palliatifs*, Dunod, 2004.

Jankélévitch, Vladimir, *La Mort*, Champs Flammarion, 1977.

Kübler-ross, Elisabeth, *Les Derniers Instants de la vie*, Labor et Fides, 1975.（伊

莉莎白・庫伯勒—羅斯，《論死亡與臨終：生死學大師的最後一堂人生課》，遠流，2023）

Lafay, Arlette, *La Douleur*, L’Harmattan, 1992.

Levinas, Emmanuel, *Éthique et infini,* 1re éd., Le Livre de Poche, Librairie Générale Française, 1984.

Levinas, Emmanuel, *Totalité et infini*, Le Livre de Poche, 1990.

Mallet, Donatien, *La Médecine entre science et existence*, Vuibert, 2007.

Mallet, Donatien, *Une clinique du corps*, Sauramps, à paraître en 2020.

M’uzan, Michel, *De l’art à la mort*, Gallimard, 1983.

Richard, Marie-Sylvie, *Soigner la relation en fin de vie*, Dunod, 2004.

Ricot, Jacques, *Penser la fin de vie : l’éthique au cœur d’un choix de société*, préfaces de Jean Leonetti et de Philippe Pozzo di Borgo, Hygée Éditions, 2019.

Ruszniewski, Martine, *Face à la maladie grave*, Dunod, 2014.

Sacks, Oliver, *L’homme qui prenait sa femme pour un chapeau*, Points,2004.（奧

立佛・薩克斯《錯把太太當帽子的人》，天下文化，2020）

Sacks, Oliver, *Musicophilia : La musique, le cerveau et nous*, Points, 2007.（奧立佛・薩克斯《腦袋裝了2000齣歌劇的人》，天下文化，2018）

Saunders, Cicely, *Soins palliatifs, une approche pluridisciplinaire*, Lamarre, 1994.

Saunders, Cicely, *La vie aidant la mort*, Medsi, 1986.

Verspieren, Patrick, *Face à celui qui meurt*, DDB, 1988.

致謝

感謝霍華・布登，才華洋溢的藝術家，啟發許多靈感，並向我指出這條道路。

感謝尚—馬希・戈馬醫師，慷慨而充滿創造力的醫生，讓我得以建構這條道路。

感謝多納提安・馬雷（Donatien Mallet）教授，照護議題的偉大思想家，引導我用字句書寫這條道路。

國家圖書館出版品預行編目資料

舒伯特療癒計畫：從病房傳出的拂煦琴音，一位大提琴家伴人走出陰暗、撫慰身心的音樂之旅 / 克萊兒・歐培（Claire Oppert）著；周桂音 譯. -- 初版. -- 臺北市：商周出版，城邦文化事業股份有限公司出版：英屬蓋曼群島商家庭傳媒股份有限公司城邦分公司發行, 2025.02
240面；14.8×21公分
譯自：Le pansement Schubert
ISBN 978-626-390-427-9（平裝）
1. CST: 藝術治療
418.986　　114000339

舒伯特療癒計畫

從病房傳出的拂煦琴音，一位大提琴家伴人走出陰暗，撫慰身心的音樂之旅

原著書名 / Le Pansement Schubert
作者 / 克萊兒・歐培（Claire Oppert）
譯者 / 周桂音
責任編輯 / 林瑾俐

版權 / 吳亭儀、游晨瑋
行銷業務 / 林詩富、周丹蘋
總編輯 / 楊如玉
總經理 / 彭之琬
事業群總經理 / 黃淑貞
發行人 / 何飛鵬
法律顧問 / 元禾法律事務所　王子文律師
出版 / 商周出版
城邦文化事業股份有限公司
台北市南港區昆陽街16號4樓
電話：(02) 2500-7008 傳眞：(02) 2500-7579
E-mail：bwp.service@cite.com.tw
發行 / 英屬蓋曼群島商家庭傳媒股份有限公司城邦分公司
台北市南港區昆陽街16號8樓
書虫客服服務專線：(02) 2500-7718・(02) 2500-7719
24小時傳眞服務：(02) 2500-1990・(02) 2500-1991
服務時間：週一至週五09:30-12:00・13:30-17:00
劃撥帳號：19863813　戶名：書虫股份有限公司
讀者服務信箱E-mail：service@readingclub.com.tw
城邦讀書花園　網址：www.cite.com.tw
香港發行所 / 城邦（香港）出版集團有限公司
香港九龍土瓜灣土瓜灣道86號順聯工業大廈6樓A室
電話：(852) 2508-6231　傳眞：(852) 2578-9337
E-mail：hkcite@biznetvigator.com
馬新發行所 / 城邦（馬新）出版集團 Cité (M) Sdn. Bhd.
41, Jalan Radin Anum, Bandar Baru Sri Petaling,
57000 Kuala Lumpur, Malaysia
電話：(603) 9057-8822　傳眞：(603) 9057-6622

封面設計 / 周家瑤
內文排版 / 新鑫電腦排版工作室
印刷 / 韋懋實業有限公司
經銷商 / 聯合發行股份有限公司
電話：(02) 2917-8022　傳眞：(02) 2911-0053
地址：新北市231新店區寶橋路235巷6弄6號2樓

■2025年2月初版
定價 380 元

Printed in Taiwan
城邦讀書花園
www.cite.com.tw

ISBN　978-626-390-427-9
EISBN　978-626-390-426-2（EPUB）

115台北市南港區昆陽街16號4樓

英屬蓋曼群島商家庭傳媒股份有限公司　城邦分公司

請沿虛線對摺，謝謝！

書號：BK5230	**書名**：舒伯特療癒計畫	**編碼**：

請於此處用膠水黏貼

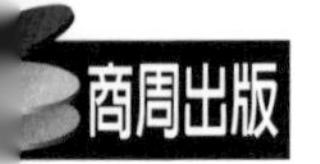

讀者回函卡

感謝您購買我們出版的書籍！請費心填寫此回函卡，我們將不定期寄上城邦集團最新的出版訊息。

姓名：＿＿＿＿＿＿＿＿＿＿＿＿ 性別：□男 □女

生日：西元＿＿＿＿＿年＿＿＿＿＿月＿＿＿＿＿日

地址：＿＿＿＿＿＿＿＿＿＿＿＿

聯絡電話：＿＿＿＿＿＿＿＿ 傳真：＿＿＿＿＿＿＿＿

E-mail：

學歷：□ 1. 小學 □ 2. 國中 □ 3. 高中 □ 4. 大學 □ 5. 研究所以上

職業：□ 1. 學生 □ 2. 軍公教 □ 3. 服務 □ 4. 金融 □ 5. 製造 □ 6. 資訊
□ 7. 傳播 □ 8. 自由業 □ 9. 農漁牧 □ 10. 家管 □ 11. 退休
□ 12. 其他＿＿＿＿＿＿＿＿

您從何種方式得知本書消息？

□ 1. 書店 □ 2. 網路 □ 3. 報紙 □ 4. 雜誌 □ 5. 廣播 □ 6. 電視
□ 7. 親友推薦 □ 8. 其他＿＿＿＿＿＿＿＿

您通常以何種方式購書？

□ 1. 書店 □ 2. 網路 □ 3. 傳真訂購 □ 4. 郵局劃撥 □ 5. 其他＿＿＿

您喜歡閱讀那些類別的書籍？

□ 1. 財經商業 □ 2. 自然科學 □ 3. 歷史 □ 4. 法律 □ 5. 文學
□ 6. 休閒旅遊 □ 7. 小說 □ 8. 人物傳記 □ 9. 生活、勵志 □ 10. 其他

對我們的建議：＿＿＿＿＿＿＿＿＿＿＿＿

＿＿＿＿＿＿＿＿＿＿＿＿

＿＿＿＿＿＿＿＿＿＿＿＿

【為提供訂購、行銷、客戶管理或其他合於營業登記項目或章程所定業務之目的，城邦出版人集團（即英屬蓋曼群島商家庭傳媒（股）公司城邦分公司、城邦文化事業（股）公司），於本集團之營運期間及地區內，將以電郵、傳真、電話、簡訊、郵寄或其他公告方式利用您提供之資料（資料類別：C001、C002、C003、C011 等）。利用對象除本集團外，亦可能包括相關服務的協力機構。如您有依個資法第三條或其他需服務之處，得致電本公司客服中心電話 02-25007718 請求協助。相關資料如為非必要項目，不提供亦不影響您的權益。】

1.C001 辨識個人者：如消費者之姓名、地址、電話、電子郵件等資訊。
2.C002 辨識財務者：如信用卡或轉帳帳戶資訊。
3.C003 政府資料中之辨識者：如身分證字號或護照號碼（外國人）。
4.C011 個人描述：如性別、國籍、出生年月日。

請於此處用膠水黏貼